Sven-David Müller
Christiane Weißenberger

Ernährungsratgeber Morbus Crohn und Colitis ulcerosa – Genießen erlaubt!

Sven-David Müller
Christiane Weißenberger

Ernährungsratgeber Morbus Crohn und Colitis ulcerosa – Genießen erlaubt!

schlütersche

Bibliografische Information der Deutschen Nationalbibliothek

Die Deutsche Nationalbibliothek verzeichnet diese Publikation in der Deutschen National-
bibliografie; detaillierte bibliografische Daten sind im Internet über http://dnb.ddb.de abrufbar.

ISBN 978-3-89993-575-2

Anschrift der Autoren:
Sven-David Müller
Wendenschlossstraße 439
12557 Berlin
www.svendavidmueller.de
diaetmueller@web.de

Christiane Weißenberger
Lärchenstraße 15
97440 Werneck

Fotos:
fotolia.com: Andreas F.: 26; Aramanda: 21; blacksock: 31; Silvia Bogdanski: 38, 39; Yekaterina Choupova: 118;
Liv Friis-larsen: Titelfoto rechts; Marc Jacob: 88; Tomboy: 105; Tomo Jesenicnik: 80; robert lerich: 100; Lucky Dragon:
51 unten; MAMODA: 10; moodboard: Titelfoto links; Mosich: 116; objecif saveurs: vordere Umschlagklappe innen;
SyB: 12; Wladimir Tolstich: 108; Olaf Rehmert: 30; Birgit Reitz-Hofmann: 57, 92; rimglow: 56, Andriy Solovyov:
hintere Umschlagklappe innen; teressa: 37; Valeriy Velikov: 36
Free Objekts: 94 rechts
iStockphoto: EasyBuy4u: 40; eyewave: 72
Luitgard Kellner: 12
MEV: 83, 121, 123
Ingo Wandmacher: 5, 41, 43, 44, 45, 46, 47, 48, 49, 50, 51 oben, 52, 53, 54, 55, 58, 59, 60, 61, 63, 64, 65, 66, 67,
69, 71, 72, 73, 74, 75, 76, 77, 78, 79, 80 unten, 81, 82, 84, 85, 86, 87, 89, 91, 93, 94 links, 95, 96, 97, 99, 101, 103,
104, 106, 107, 109, 110, 111, 112, 113, 115, 117, 119, 120, 122

Abkürzungen:

EL	=	Esslöffel	kg	=	Kilogramm
F. i. Tr.	=	Fettgehalt in der Trockenmasse	kJ	=	Kilojoule (4,18 Kilojoule = 1 Kilokalorie)
g	=	Gramm	mg	=	Milligramm
geh.	=	gehackt	ml	=	Milliliter
gem.	=	gemahlen	Msp.	=	Messerspitze
getr.	=	getrocknet	Pck.	=	Päckchen
ger.	=	gerieben	TL	=	Teelöffel
kcal	=	Kilokalorien			

© 2009 Schlütersche Verlagsgesellschaft mbH & Co. KG, Hans-Böckler-Allee 7, 30173 Hannover

Gestaltung: Schlütersche Verlagsgesellschaft mbH & Co. KG
Satz: Die Feder GmbH, Wetzlar
Druck und Bindung: Grafisches Centrum Cuno GmbH & Co. KG, Calbe

Inhalt

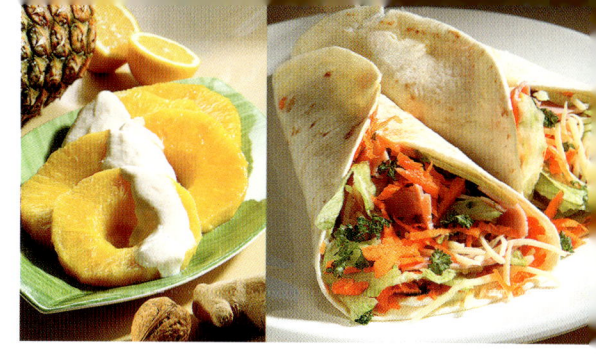

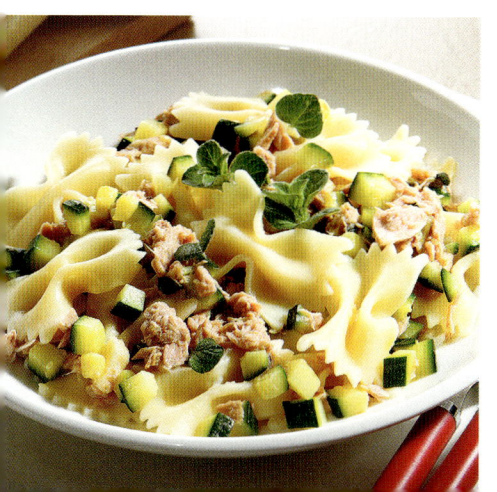

▶▶

Vorwort

Liebe Leserinnen und Leser,

Morbus Crohn und Colitis ulcerosa gehören zu den chronisch-entzündlichen Darmerkrankungen (CED). Diese Erkrankungen sind der breiten Öffentlichkeit noch weitgehend unbekannt, obwohl mindestens 300.000 Menschen allein in Deutschland darunter leiden.

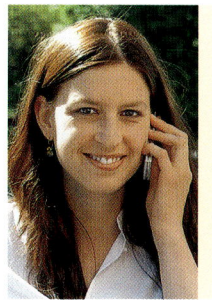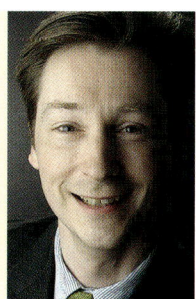

Auch wenn weder Morbus Crohn noch Colitis ulcerosa zu den klassischen ernährungsbedingten Erkrankungen gehören, spielt die Ernährung eine bedeutende Rolle im therapeutischen Konzept. Aus unserer zwanzigjährigen Erfahrung in der Diät- und Ernährungsberatung wissen wir, wie wichtig eine gute Ernährungsweise für Patienten ist, die an chronisch-entzündlichen Darmerkrankungen leiden, und wie viele Fragen die Betroffenen haben. Mit diesem Buch möchten wir die Bedeutung der Ernährungsweise und die Möglichkeiten der diätetischen Therapie beleuchten und die Erfahrungen in Rezepten, die wir in unserer Versuchsküche ausprobiert haben, praktisch umsetzen.

Die Frage, welche Rolle die Ernährungsweise bei der Auslösung der chronisch-entzündlichen Darmerkrankungen spielt, ist in einer Vielzahl von wissenschaftlichen Untersuchungen geprüft worden. Scheinbar spielen industriell verarbeitete Lebensmittel und eine westliche Ernährungsweise insgesamt für die Auslösung von Morbus Crohn und Colitis ulcerosa eine gewisse Rolle.

Auch bei der Behandlung des akuten entzündlichen Schubes kommt der richtigen Ernährungstherapie eine bedeutende Rolle zu. Die Erhaltung der Symptomfreiheit oder zumindest Symptomarmut ist bei vielen Patienten auch davon abhängig, was sie essen.

Gesichert ist die Erkenntnis, dass es keine einheitliche CED-Diät gibt, und auch für Morbus Crohn und Colitis ulcerosa lassen sich keine klaren Ernährungsregeln definieren. Aber in jedem Falle muss die Kost ausgewogen sein und Mangelzustände ausgleichen. In vielen Fällen sollten Mikronährstoffe – insbesondere Zink – substituiert werden. Probiotika und speziellen Ballaststoffen kommt im Behandlungsregime eine große Bedeutung zu. Besonders bedrohlich ist das Untergewicht. Selbst Patienten, die ein normales Gewicht aufweisen, leiden oft unter Mangelernährung. Uns sind in den letzten 20 Jahren keine Patienten begegnet, die bei Morbus Crohn oder Colitis ulcerosa einen optimalen Ernährungszustand aufweisen. Doch gerade dieser ist wichtig, um akute entzündliche Schübe (gut) zu überstehen.

CED-Patienten bedürfen der individuellen Diät- und Ernährungsberatung durch darauf spezialisierte Diätassistenten. Viele Patienten leiden auch unter Nahrungsmittelunverträglichkeiten, -allergien, Laktoseintoleranz oder Empfindlichkeitsreaktionen – hier muss herausgefunden werden, welche Nahrungsmittel nicht vertragen werden.

Mit diesem Buch möchten wir Ihnen Informationen geben, die Ihnen helfen, Ihren Speiseplan zu optimieren und nicht länger auf falsche Ernährungsempfehlungen „hereinzufallen". Vergessen Sie nicht, dass Ernährungsregeln, die für Sie gelten, für andere Patienten unzutreffend sein können. Wenn Sie Fragen oder Probleme haben und Sie Anregungen für uns haben, freuen wir uns auf Ihre Post. Wir wünschen Ihnen viel Gesundheit!

Christiane Weißenberger
Diätassistentin/Diabetesassistentin

Sven-David Müller
Diätassistent/Diabetesberater

Geleitwort

Liebe Leserin, lieber Leser,

der Darm zählt zu den unterschätzten Organen des menschlichen Körpers. Dabei verarbeitet er in einem 75-jährigen Leben durchschnittlich 30 Tonnen Nahrung und 50 000 Liter Flüssigkeit und ist nebenbei auch noch das größte Immunorgan. Auf einer Gesamtfläche von etwa 350 Quadratmetern ist er für die Aufnahme der für alle Körperfunktionen unerlässlichen Nährstoffe zuständig.

Wenn nun das empfindliche Gleichgewicht dieser Aufgaben durch ein entzündliches Geschehen beeinträchtigt ist, leuchtet es ein, dass besonderes Augenmerk darauf zu richten ist, den Körper mit allen erforderlichen Nährstoffen optimal zu versorgen.

In diesem Ratgeber finden Sie wertvolle Informationen zu den Darmerkrankungen Morbus Crohn und Colitis ulcerosa und darüber, wie die richtige Ernährung Ihre Behandlung unterstützen kann. Die reizarmen, gut verdaulichen Rezepte reichen vom Frühstück über delikate Hauptgerichte bis zu leckeren Desserts. Und obwohl sich durch eine spezielle Ernährungsform leider kein direkter therapeutischer Effekt erzielen lässt, so trägt sie doch ganz entscheidend zur Entlastung einzelner Verdauungsorgane oder des gesamten Stoffwechselgeschehens bei. Beschwerden wie Durchfall, Völlegefühl, Schmerzen, Druck, Übelkeit, die bei Erkrankungen im Verdauungsbereich auftreten können, werden so gemildert.

Die Autoren können auf eine jahrzehntelange Erfahrung und eine immense Sachkenntnis zurückgreifen. Ich finde es überaus dankenswert, dass das bewährte Autorenteam Müller/Weißenberger sich dieses Themas mit so großem Engagement und fundierter Sachkenntnis angenommen hat.

In diesem Sinne wünsche ich dem vorliegenden Buch weite Verbreitung.

Prof. Dr. Jürgen Spona
ehemaliger Leiter des Ludwig
Boltzmann Instituts für zelluläre
Endokrinologie

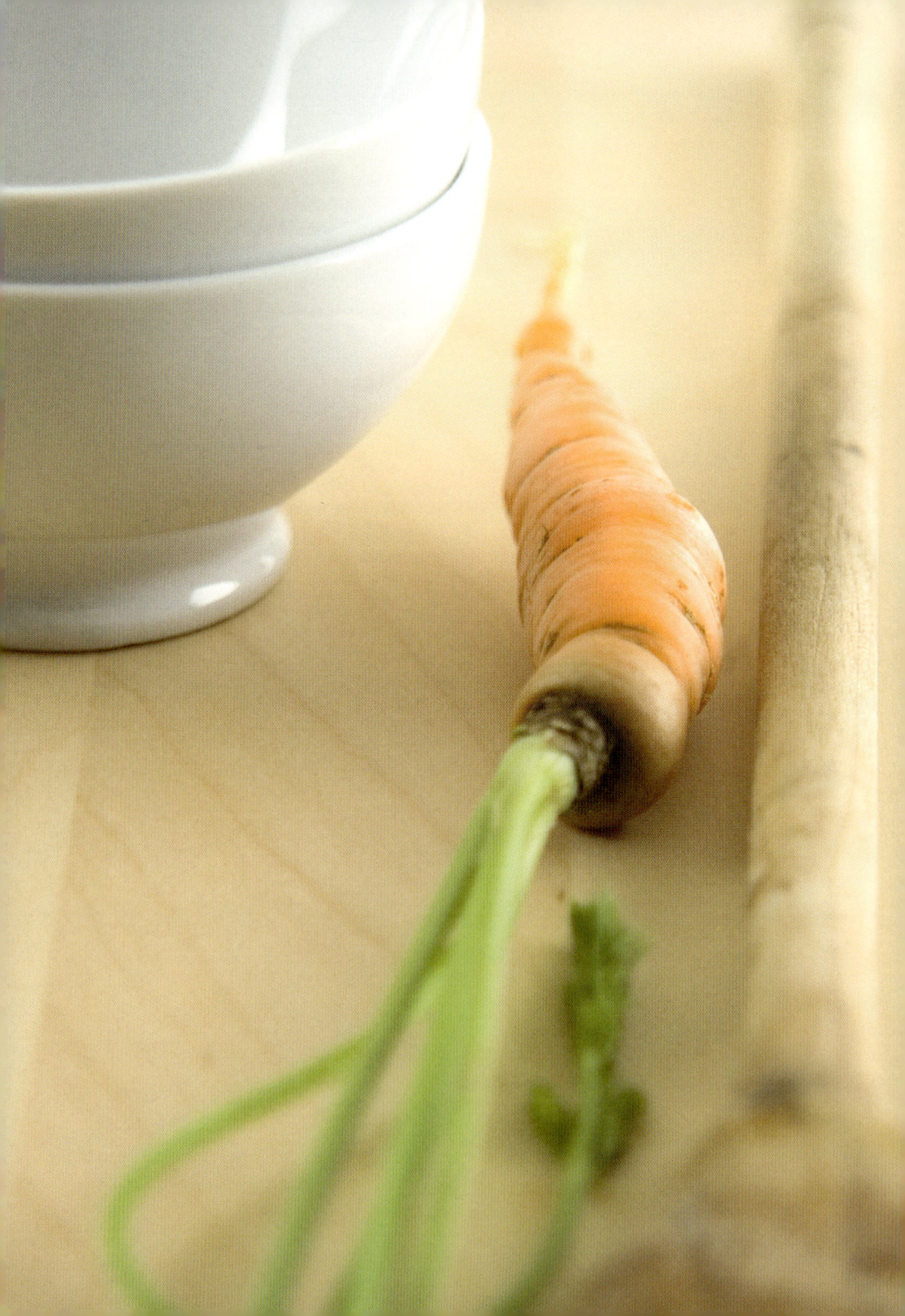

Einführung

Das Verdauungssystem

Die Verdauung beginnt mit dem Speichel und dem Kauen im Mund und endet im Enddarm mit der Ausscheidung des Stuhls. Während der Verdauung werden die Nahrungsinhaltsstoffe mit Hilfe von verschiedenen Enzymen zu niedermolekularen Stoffen abgebaut, die der Dünndarm aufnehmen (resorbieren) kann. Der Abbau von Kohlenhydraten erfolgt in Monosaccharide, der von Fetten in Glyzerin und Fettsäuren und der von Eiweißen in Aminosäuren. Die niedermolekularen Stoffe gelangen in die Blut- oder Lymphbahn und werden in den gesamten Organismus transportiert, um alle Zellen optimal zu versorgen.

Morbus Crohn kann alle Abschnitte des Magen-Darm-Traktes – von der Mundhöhle bis zum Schließmuskel – betreffen. Colitis ulcerosa betrifft das Kolon – also den Dickdarm.

Die Mundhöhle

Der Weg der Verdauung beginnt bereits im Mund. Dort wird die Nahrung mit den Zähnen mechanisch zerkleinert. Dadurch wird ihre Oberfläche vergrößert, und die Inhaltsstoffe des produzierten Speichels können besser ihre Wirkung entfalten. Im Mund sind Mechano- oder Dehnungsrezeptoren, die durchs Kauen einen Reiz bekommen, der wiederum zum Gehirn weitergeleitet wird. Dadurch kommt es zur vermehrten Speichelbildung. Der Speichelfluss, aber auch die Produktion der Magensäfte in den Magenschleimhautzellen (s. S. 12) wird schon beim Anblick und Riechen der Speisen, durch die Berührung mit der Mundschleimhaut und durch Hören von Tellerklappern oder Rascheln einer Chipstüte angeregt, indem der Hypothalamus (Zwischenhirn) diese Eindrücke weiterleitet. Gründliches Kauen der Nahrung bewirkt ein früheres Einsetzen und längeres Anhalten des Sättigungsgefühls. Patienten, die unter CED leiden, sollten sehr gründlich kauen, um die Verträglichkeit und Auswertbarkeit der Nahrung zu verbessern.

Die Mundhöhle ist nur selten von Morbus Crohn betroffen.

Die Speiseröhre

Mit dem Schluckakt gelangt der zerkaute Nahrungsbrei über die Speiseröhre in den Magen. Die Speiseröhre ist ein 22 bis 25 cm langer Muskelschlauch, der den Nahrungsbrei in jeder Körperlage durch Zusammenziehen und Dehnen bis zum Magen fortbewegt. Innen ist die Speiseröhre mit einer Schleimhaut ausgekleidet.

In ganz seltenen Fällen ist die Speiseröhre von Morbus Crohn betroffen.

Der Magen

Im Magen wird die Nahrung mit dem Magensaft vermischt und weiter zerkleinert. Etwa drei Wellen pro Minute laufen über den Magen hinweg. Im leeren Zustand beträgt das Magenvolumen 50 Milliliter, im vollen Zustand etwa 1500 Milliliter. Nährstoffe können noch nicht aufgenommen werden, lediglich leicht lösliche Stoffe wie Alkohol zumindest teilweise.

Der Magensaft enthält 0,5-prozentige Salzsäure, so dass sich ein saurer pH-Wert von 1,2 bis 3 ergibt, der den Nah-

rungsbrei durchsäuert. Insgesamt werden etwa zwei bis drei Liter Magensaft
pro Tag hergestellt. Um sich selbst vor
der aggressiven Flüssigkeit und vor einer
Selbstverdauung durch das Enzym

Pepsin zu schützen, produziert die Ma-
genschleimhaut sogenannte Muzine
(Schleimstoffe).

Die Magensaftsekretion wird angeregt durch Anblick, Geruch und Ge-

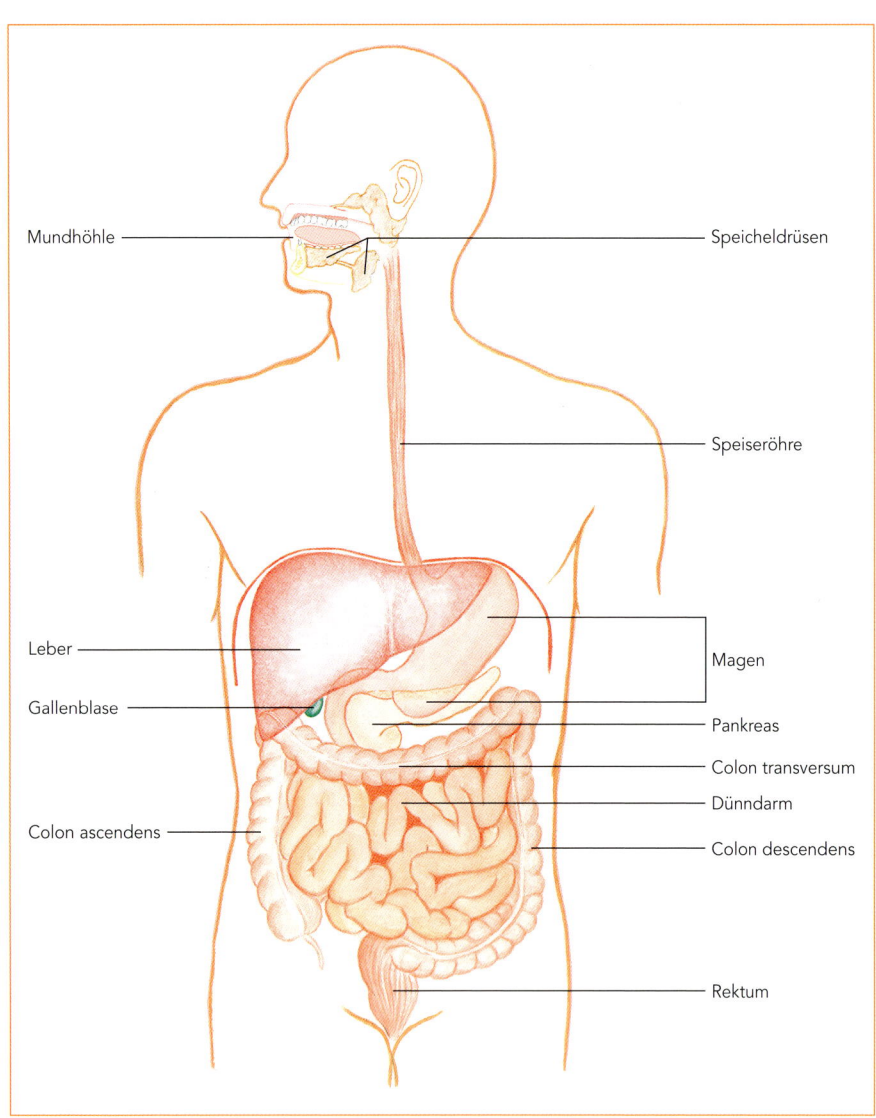

Mundhöhle

Speicheldrüsen

Speiseröhre

Leber

Magen

Gallenblase

Pankreas

Colon transversum

Dünndarm

Colon ascendens

Colon descendens

Rektum

Übersicht über die Verdauungsorgane

schmack von Speisen, durch die mechanische Reizung der Mundhöhle, durch die Ausschüttung von Gastrin, einem in den Antrumzellen (im unteren Magenabschnitt gelegen) gebildeten Hormon, und durch den Eintritt des Speisebreis in den Magen. Denn die Nahrung dehnt die Magenwand, was bei großem Volumen rasch zur Sättigung führt. Die im Magen vorhandenen Dehnungsrezeptoren aktivieren in diesem Falle das Sättigungszentrum im Gehirn.

Das Essen verweilt etwa ein bis sieben Stunden im Magen. Das ist abhängig von Konsistenz, Temperatur und Zusammensetzung der Nahrung sowie von der psychischen Verfassung. Besonders lange bleiben fett- und ballaststoffreiche Speisen im Magen.

Der Magen hat nur eine begrenzte Aufgabe bei der Verdauung der Nahrungsinhaltsstoffe. Diese betrifft insbesondere die Proteine und in geringerem Maße die Fette. Der Nahrungsbrei verlässt den Magen schubweise über den Magenpförtner, dem Schließmuskel des Magens, in den Dünndarm, wo er durch die alkalischen Verdauungssäfte der Gallenblase und der Bauchspeicheldrüse (Pankreas) neutralisiert wird. Voraussetzung für den Weitertransport ist allerdings, dass die einzelnen Nahrungspartikel höchstens zwei Millimeter groß sind. Daher ist auch das gründliche Kauen der Speisen so wichtig.

Der Magen ist wie der gesamte obere Gastrointestinaltrakt nur ganz selten von Morbus Crohn betroffen.

Der Dünndarm

Der Dünndarm ist ein langer „Schlauch" von drei bis vier Metern. Der Dünndarm wird in drei Abschnitte unterteilt: Zwölffingerdarm (Duodenum), Leerdarm (Jejunum) und Krummdarm (Ileum). In den Zwölffingerdarm münden die Bauchspeicheldrüse und die Gallenblase.

Das terminale Ileum, also der letzte Abschnitt des Krummdarms, ist der häufigste Ort, an dem Morbus Crohn entsteht.

Die Verdauung erfolgt mit Hilfe der Verdauungsflüssigkeiten aus Galle und Bauchspeicheldrüse. Der Gallensaft wird in der Leber produziert, in der Gallenblase gespeichert und weist einen pH-Wert von 6,2 bis 8,5 auf. Er wird täglich in einer Menge von etwa einem Liter gebildet und in den Zwölffingerdarm abgegeben. Er bewirkt eine feine Verteilung der Fette, wodurch eine größere Angriffsfläche für die Lipasen geschaffen wird. Auch die Bauchspeicheldrüse (Pankreas) mündet in den Zwölffingerdarm und produziert täglich etwa einen Liter Pankreassaft (pH-Wert: 7,4 bis 8,5). Dieser neutralisiert den sauren Magensaft und enthält wichtige Verdauungsenzyme für die Aufspaltung von Kohlenhydraten, Fetten und Eiweißen.

Nachdem Gallen- und Pankreassaft dem Nahrungsbrei hinzugesetzt wurden, folgt als letztes der „Darmsaft". Davon werden täglich drei Liter hergestellt (pH-Wert: 6,5 bis 8). Er wird in verschiedenen Zellen der Dünn- und Dickdarmschleimhaut produziert und enthält Schleimstoffe und Verdauungsenzyme.

Der in Falten gelegte Dünndarm besitzt einen Millimeter hohe Darmzotten (Villi), auf denen Mikrovilli („Bürstensaum") aufgesetzt sind, die die Oberfläche auf 180 Quadratmeter vergrößern, damit die zahlreichen Mikro- und Makronährstoffe leichter resorbiert werden können.

Der Dickdarm (Kolon)

Im etwa 1,5 Meter langen Dickdarm werden keine Verdauungssäfte mehr zugesetzt. Wasser und Mineralstoffe werden stattdessen dem Speisebrei entzogen, dafür werden Schleimstoffe abgegeben, damit die unverdaulichen Speisereste in Form von Fäzes (Stuhl) leichter aus dem Darm transportiert werden können. Die Darmbewegung hilft dabei und wird durch faserreiche Nahrung unterstützt.

Zahlreiche Darmbakterien sind im Dickdarm angesiedelt, denen die Pflanzenfasern als Substrat dienen und die eine Vermehrung von Krankheitserregern hemmen. Es entstehen die bakteriellen Abbauprodukte Gas und flüchtige niedermolekulare Säuren, die der Körper teilweise als Energie nutzen kann. Über den After erfolgt schließlich die Entleerung des Darms.

Die Darmflora

Viele Faktoren spielen eine Rolle bei der Entstehung der chronisch-entzündlichen Darmerkrankungen. Eine große Bedeutung haben die Bakterien, die unseren Darm als sogenannte Darmflora besiedeln. Der Magen-Darm-Trakt ist von einer unvorstellbar großen Anzahl von Mikroorganismen besiedelt und beträgt rund 100 Billionen Bakterien (100.000.000.000.000). Die meisten davon sind Bakterien, die mit anderen Kleinstlebewesen die Darmflora bilden. Die höchste Konzentration findet sich im Dickdarm. Diese Darmflora ist jedoch nicht etwa schädlich, sondern außerordentlich wichtig und gesundheitsförderlich. Die größte Oberfläche des menschlichen Organismus ist nicht etwa die Haut, sondern die Oberfläche des Magen-Darm-Traktes, die mit rund 200 Quadratmetern ungefähr so groß ist wie ein Tennisfeld.

Sofort nach der Geburt werden alle Körperoberflächen des Neugeborenen, natürlich auch der Magen-Darm-Trakt, mit Bakterien und anderen Kleinstlebewesen besiedelt. Die Bakterien bilden dort eine Lebensgemeinschaft, innerhalb derer sich die verschiedenen Arten im Gleichgewicht befinden. Krankmachende Bakterien können dieses Gleichgewicht stören, gesundheitsförderliche Bakterien tragen dazu bei, es zu erhalten.

Die Darmflora ist wichtig für eine gute Abwehrsituation des Körpers und sie ist ein wichtiger Bestandteil des Immunsystems. Die Darmflora ist aber auch wichtig für die Ernährung des Dickdarms, denn sie lebt von Ballaststoffen, die wir nicht verdauen können. Die Mikroorganismen aber können Ballaststoffe verwerten, und als Stoffwechselendprodukt fallen unter anderem kurzkettige Fettsäuren an, die die Darmschleimhaut als Substrat nutzen kann.

Bei der Entstehung von Morbus Crohn und Colitis ulcerosa spielt auch das Immunsystem eine wichtige Rolle. Die stärksten entzündlichen Veränderungen finden sich bei Morbus Crohn und Colitis ulcerosa an Orten mit hoher Konzentration krankmachender Keime. Dabei scheint die natürliche Toleranz des Darmimmunsystems gegenüber den normalen Darmmikroorganismen verlorengegangen zu sein. Überschießende Immunreaktionen, die sich unter anderem auch gegen das eigene Darmgewebe richten, sind die Folge. Verschiedene Studien kommen zum Ergebnis, dass Veränderungen der Darmflora an der Entstehung der Erkrankungen beteiligt sind.

Die chronisch-entzündlichen Darmerkrankungen betreffen hauptsächlich den Dickdarm. Hier ist die höchste Bakterienkonzentration, denn der Stuhl besteht zu rund 50 Prozent aus Bakterien.

Morbus Crohn und Colitis ulcerosa im Überblick

Morbus Crohn und Colitis ulcerosa sind die häufigsten chronisch-entzündlichen Darmerkrankungen (CED). Sie manifestieren sich meist in der Jugend oder dem frühen Erwachsenenalter (20. bis 40. Lebensjahr). Sie sind nicht heilbar, und es gibt Mischformen beider Erkrankungen.

Eine Ursache für Morbus Crohn oder Colitis ulcerosa ist nicht bekannt. Als Ursachen werden u. a. vermutet:

- genetische Prädisposition (familiäre Häufung),
- Ernährungsfaktoren (westliche Ernährungsweise),
- Umwelteinflüsse,
- autoimmune Reaktionen,
- Infektion durch Bakterien oder Viren,
- Noxen (z. B. Nikotin),
- psychische Faktoren.

Ungesunde Ernährung – Ursache der CED?

Chronisch-entzündliche Darmerkrankungen werden weltweit beobachtet. Beide Erkrankungen werden in den vergangenen Jahren zunehmend diagnostiziert. Insbesondere die Häufigkeit von Morbus Crohn nimmt insgesamt zu.

Die Häufigkeitsrate für Morbus Crohn und Colitis ulcerosa ist in Nordeuropa deutlich höher als in Südeuropa. Ein ähnliches Nord-Süd-Gefälle findet sich auch in Amerika, wo die Erkrankungen in den nordamerikanischen Gebieten (beispielsweise den USA) häufiger sind als in südamerikanischen. Da die Ernährungsweise ebenfalls ein Nord-Süd-Gefälle aufweist, gab und gibt es immer Überlegungen dazu, inwieweit die Ernährung für die Entstehung von chronisch-entzündlichen Darmerkrankungen verantwortlich ist. Es bleibt aber festzustellen, dass bisher Ernährungsfaktoren in der Auslösung der Erkrankungen Morbus Crohn und Colitis ulcerosa nicht wissenschaftlich eindeutig gesichert sind. Das Nord-Süd-Gefälle lässt vermuten, dass ein verminderter Verzehr von Ballaststoffen und eine vermehrte Aufnahme von Zucker sowie Fetten (insbesondere gehärtetes Fett sowie erhitztes Fett) an der Krankheitsentstehung ursächlich beteiligt sein könnten. Tatsächlich konnte beim Morbus Crohn, nicht hingegen bei der Colitis ulcerosa, ein gesteigerter Verzehr von Zucker nachgewiesen werden, während sich nur in einem Teil der Studien eine erniedrigte Aufnahme von Ballaststoffen zeigte. Eine krankheitsverschlimmernde Bedeutung ist jedoch nicht belegt.

Diskutiert wird außerdem die krankheitsauslösende Rolle von Transfettsäuren und von Bäckerhefe sowie ein erhöhtes Erkrankungsrisiko von Personen, die als Babys nicht gestillt wurden. Bei Patienten mit Colitis ulcerosa gibt es weit weniger Hinweise auf einen Zusammenhang zwischen Ernährung und Auslösung der Erkrankung.

Es wird diskutiert, ob CED auch allergisch bedingt sind. Ausschlussdiäten (s. S. 21 f.) und die kohlenhydratarme Lutz-Diät haben bei einigen CED-Patienten Erfolge. Die bisher erhobenen wissenschaftlichen Daten erlauben keine pauschale Empfehlung hinsichtlich dieser „Außenseiter-Diätkostformen". Auch könnten CED auf einen Mikroorganismus zurückzuführen sein.

Was ist Morbus Crohn?

Der Name Morbus Crohn geht auf Dr. Burrill Bernard Crohn zurück, der das Krankheitsbild zum ersten Mal 1932 beschrieb. Morbus Crohn ist eine chronische entzündliche Erkrankung, die alle Abschnitte des Verdauungstraktes von der Mundhöhle bis zum After befallen kann. Am häufigsten ist der Abschnitt zwischen Dünn- und Dickdarm betroffen. Die Erkrankung kann auch an zwei nicht zusammenhängenden Stellen auftreten. Es können alle Schichten der Darmwand betroffen sein.

Der Krankheitsverlauf vollzieht sich in Schüben, wobei man von einer akuten Phase und einer Remissionsphase (vorübergehendes Zurückgehen von Krankheitserscheinungen) spricht.

Jährlich gibt es zwei bis vier Neuerkrankungen pro 100.000 Einwohner. Gehäuft erkranken Menschen zwischen 20 und 30 Jahren und um das 60. Lebensjahr. Morbus Crohn findet man vermehrt familiär, Männer und Frauen sind gleich häufig betroffen. In Deutschland liegt die Zahl der Betroffen laut Schätzungen bei 300.000.

Ursachen des Morbus Crohn

Ab etwa 1960 gab es einen starken Anstieg der vorher selten auftretenden Morbus Crohn Krankheit. Da sich nach dem Zweiten Weltkrieg die Ernährungsweise änderte, nimmt man an, dass das zusammen mit einer genetischen Veranlagung ein Grund für die Erkrankung sein könnte.

Faktoren, die zur Entstehung des Morbus Crohn führen können, sind:
- Autoimmunprozesse,
- Rauchen,
- Genetik,
- übermäßige Hygiene,
- Fehlernährung,
- Veränderungen der Darmflora.

Symptome des Morbus Crohn

Symptome sind immer wiederkehrende Durchfälle, häufig einhergehend mit Bauchschmerzen, Fieber und Gewichtsverlust. Im weiteren Krankheitsverlauf kommt es oft zu Fisteln, Abszessen oder einem Darmverschluss. Letzteres kommt durch die Narbenbildung oder eine entzündliche Schwellung zustande; in diesen Fällen hilft eine Operation. Weitere Komplikationen sind schwere Darmblutungen, Darmdurchbruch und Konglomerattumoren (Verkleben von entzündeten Darmschlingen).

Morbus Crohn Patienten leiden oft an einer Mangelernährung, die durch Appetitlosigkeit, einseitige Ernährung, Nahrungsmittelunverträglichkeiten, Erbrechen, Darmfisteln, verkleinerte Resorptionsfläche, starke Besiedlung des Dünndarms durch Bakterien, Verlust an Gallensäure und Medikamente entstehen kann.

Morbus Crohn Erkrankte leiden auch häufig unter einem Fettstuhl, das heißt, Fett kann nicht richtig resorbiert werden und wird mit dem Stuhl ausgeschieden. Ein Mangel an fettlöslichen Vitaminen kann auftreten. Abhilfe kann die Aufnahme der leichter verdaulichen MCT-Fette schaffen. Häufig ist bei an Morbus Crohn Erkrankten ein Vitamin-B12-, Folsäure- und Zinkmangel.

Durch eine Mangelernährung bei Kindern und Jugendlichen kann es zu einem verringerten Wachstum sowie zu einer später eintretenden Pubertät kommen.

Symptome bei Morbus Crohn und deren Häufigkeit

Symptome	Häufigkeit
Bauchschmerzen	90 %
Durchfälle	90 %
Gewichtsabnahme	60–75 %
Fieber	33–70 %
Abszesse und Fisteln	15 %
Subileus (Störung der Darmpassage)	20–35 %

Mit Hilfe von Darmspiegelung, Röntgen, Ultraschall und Laboruntersuchungen (von Blut, Stuhl und Urin) wird die Diagnose erstellt. Durch Endoskopie und Biopsie werden Lokalisation und Schweregrad der Erkrankung festgestellt.

Therapie

Als Therapie gibt es die Möglichkeiten der parenteralen Ernährung (Infusionen) oder der Formeldiät. Bei bis zu 70 Prozent der Erkrankten erfolgt dadurch eine Besserung. Außerdem kann Morbus Crohn mit entzündungshemmenden Medikamenten, beispielsweise mit Kortikosteroiden, behandelt werden, um die Entzündungen zu lindern und die Remissionsphase zu verlängern. Leider treten bei langer Anwendungsdauer Nebenwirkungen auf wie die Gefahr einer Osteoporose. Deswegen sollten Steroide nur im akuten Schub eingenommen werden. Morbus Crohn ist nicht heilbar, die Rezidivrate ist hoch, das heißt die Krankheit kehrt immer wieder. Es lassen sich aber die Remissionsphasen verlängern.

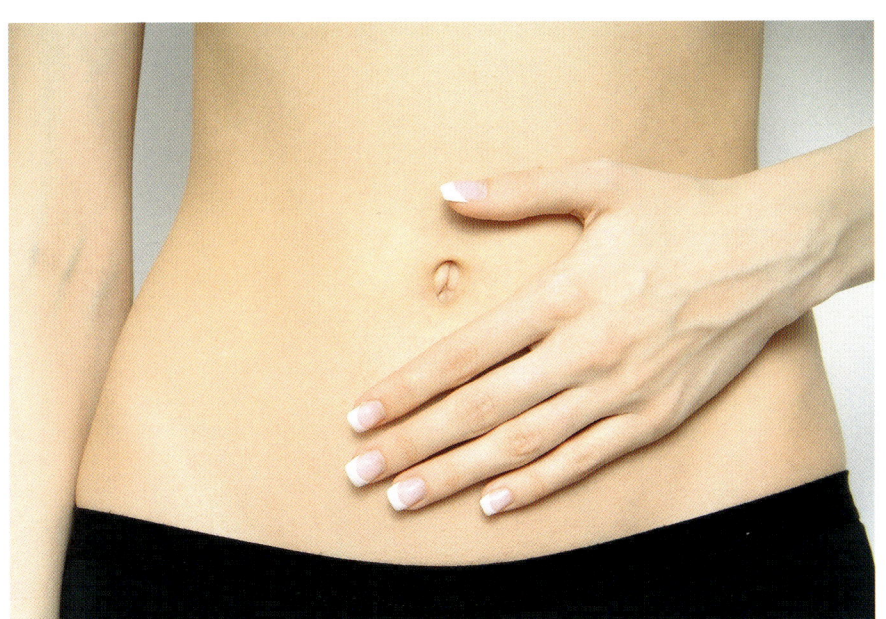

Was ist Colitis ulcerosa?

Colitis ulcerosa (Colon = Dickdarm, -itis = Entzündung, Ulcus = Geschwür) ist eine in Schüben verlaufende chronische Entzündung, die im Gegensatz zu Morbus Crohn nur den Dickdarm betrifft. Die Schleimhaut ist granuliert (körnig zusammengeschrumpft), und punktförmige Blutungen sowie Geschwürbildungen sind zu erkennen. Entweder ist der ganze Dickdarm betroffen oder nur einzelne Stellen. Das Rektum (Mastdarm) ist aber immer miteinbezogen, von dort breitet sich die Krankheit aus. Es ist lediglich die oberste Schicht der Schleimhaut befallen.

Man unterscheidet zwei Formen der Colitis: Die **fulminante Colitis** ist durch sehr häufige Durchfälle, Dehydratation und Fieber gekennzeichnet. Es kann zu einem Kolondurchbruch (Perforation) und zu einer Lähmung des Dickdarms kommen. Eine tiefe Geschwürbildung ist charakteristisch. Hier hilft eine operative Entnahme des Dickdarms. Bei der **chronisch-rezidivierenden Colitis,** die weiter verbreitet ist, bewirken Medikamente, dass Entzündungen an der Dickdarmwand größtenteils verheilen. Nach symptomlosen Zeitabschnitten kann diese Form wiederkehren.

Colitis ulcerosa kann in jedem Alter erscheinen, meistens tritt sie aber zwischen dem 20. und 40. Lebensjahr auf. Die Häufigkeit beträgt etwa 40 bis 80 Erkrankte pro 100.000 Einwohner. Es gibt etwa drei bis sieben Neuerkrankte pro Jahr und 100.000 Einwohner.

Ursachen der Colitis ulcerosa

Wie bei Morbus Crohn ist die genaue Ursache unklar. Es gibt einige Faktoren, die möglicherweise in Betracht kommen:

- genetische Prädisposition (familiäre Häufung),
- Autoimmunreaktion,
- Viren oder Bakterien,
- Veränderung der Darmflora,
- Ernährung: Colitis ulcerosa tritt dort, wo viele Ballaststoffe gegessen werden, seltener auf. Vor allem die wasserlöslichen Nahrungsfasern sowie die resistente Stärke werden von den Dickdarmbakterien zu kurzkettigen Fettsäuren abgebaut, die den Zellwänden Energie liefern.
- Säuglinge, die nicht gestillt wurden und Kuhmilch bekamen, haben ein erhöhtes Risiko, später an Colitis ulcerosa zu erkranken. Wahrscheinlich hat eine frühe Gabe von Kuhmilch eine Veränderung der Darmflora und die Bildung von Antikörpern gegen die Milchproteine und Bakterienantigene hervorgerufen.

Symptome der Colitis ulcerosa

Es kommt zu schleimig-blutigen Durchfällen und schmerzhaftem, häufigem Stuhlgang. Durch den Verlust von Blut, Wasser und Mineralstoffen können je nach Schweregrad Dehydratation (Austrocknung), Gewichtsabnahme, Anämie und Fieber auftreten. Besonders bei Kalzium, Magnesium, Eisen, Zink, Vitamin B12 und Folsäure kann ein Mangel entstehen.

Zur Diagnosestellung lässt sich mit einem Kolon-Kontrasteinlauf der Dickdarm beim Röntgen erkennen. Außerdem können anhand einer Darmspiegelung Schleimhautproben entnommen und untersucht werden. Ebenso sind Ultraschall- sowie Stuhluntersuchungen üb-

Morbus Crohn und Colitis ulcerosa – Unterscheidungskriterien

Colitis ulcerosa	Morbus Crohn
kontinuierliche Entzündung	diskontinuierliche Entzündung („skip lesions")
nur Dickdarmbefall, breitet sich in Richtung Dünndarm aus	gesamter Gastrointestinaltrakt befallen (besonders terminales Ileum, Kolon)
Entzündung der oberflächlichen Schleimhaut	Entzündung aller Schleimhautschichten
Fisteln untypisch	Fisteln typisch
Leitsymptom: blutige Diarrhö	Leitsymptom: Schmerzen im rechten Unterbauch, nichtblutige Diarrhö
Abszedierung selten	Abszedierung häufig
Darmverengung selten	Darmverengung häufig
Aphten (kleine, entzündete Bereiche im Mund) untypisch	Aphten häufig (auch in der Mundschleimhaut)

lich. Letzteres dient dem Ausschluss von Darmentzündungen, die durch Erreger hervorgerufen werden.

Therapie

Zur Behandlung der Colitis ulcerosa können entzündungshemmende Medikamente verschrieben werden. In schweren Fällen kann eine Operation mit Entfernung des Dickdarms nötig sein, wobei anschließend ein künstlicher Darmausgang angelegt wird.

Die Rolle der Ernährungstherapie bei chronisch-entzündlichen Darmerkrankungen

Durch die chronischen Entzündungen des Morbus Crohn können alle Prozesse der Verdauung und der Aufnahme der Nahrungsinhaltsstoffe beeinflusst werden. Aus diesem Grund ist eine Ernäh-

rungstherapie bei jedem Crohn-Patienten in jedem Falle erforderlich.

In der Ernährungstherapie muss zwischen symptomfreiem Intervall und akutem Entzündungsschub unterschieden werden. Im Entzündungsschub ist die Ernährung ein Therapiebaustein, der insbesondere zur mechanischen Entlastung des Magen-Darm-Traktes führen soll. Die Ernährung außerhalb des entzündlichen Schubes sollte bedarfsgerecht sein und Speisen sowie Zubereitungen ausschließen, die Unverträglichkeiten hervorrufen.

Die Führung eines Gewichts- und Stuhlprotokolls sowie eines Ernährungstagebuches hat sich hier als sinnvoll erwiesen. Bei Darmverengungen ist eine ballaststoffarme Kost notwendig, ansonsten sollte die Kost ballaststoffreich sein.

Bei Menschen, die unter den chronisch-entzündlichen Darmerkrankungen Morbus Crohn oder Colitis ulcerosa leiden, werden Ernährungseinflüsse für die Entstehung, den Ernährungs- und Allgemeinzustand, die Behandlung und das Auftreten von Nahrungsmittelunverträglichkeiten als bedeutsam angesehen. Chronisch-entzündliche Darmerkrankungen führen häufig zu Ernährungsstörungen, deren Ausgleich den Verlauf der Erkrankungen günstig beeinflussen können.

Der Stellenwert der enteralen Ernährung mit Trink-, Sonden- und Zusatznahrungen wird im Gesamttherapiekonzept bei Morbus Crohn und Colitis ulcerosa bisweilen nicht gebührend beachtet. Der erwiesene Nutzen der enteralen Ernährungstherapie liegt in der raschen Besserung der klinischen Beschwerden und der Verbesserung des Ernährungszustandes.

Richtig essen und trinken bei Morbus Crohn und Colitis ulcerosa

Gleich vorweg: Es gibt keine allgemeingültige, die Symptomfreiheit gewährleistende Crohn- oder Colitisdiät. Ausgehend von der Annahme, dass ein gesteigerter Konsum von Zucker und eine geringe Aufnahme von ballaststoffreichen Lebensmitteln bei Morbus Crohn in der Entstehung bedeutsam ist, wurde der Wert einer zuckerarmen, ballaststoffreichen Diät untersucht. Eine Studie ergab, dass kein Unterschied zwischen dieser Ernährungsweise und einer üblichen gesunden Ernährung besteht. Im symptomfreien Intervall ist daher eine ausgewogene, vitamin- und mineralstoffreiche, eiweißreiche Ernährung sinnvoll.

Auch wenn viele Ärzte von Ernährungstherapie wenig halten, sind die Autoren der Ansicht, dass die richtige Ernährungsweise das symptomfreie Intervall verlängern kann. Zudem kann erreicht werden, dass der Ernährungszustand verbessert wird – und das ist extrem wichtig.

Was tun bei Nahrungsmittelunverträglichkeiten?

In der Therapie chronisch-entzündlicher Darmerkrankungen wird immer wieder über die Zufuhr oder ein Weglassen von Lebensmitteln diskutiert, die bei der Entstehung und Therapie bedeutsam sein könnten. Besondere Bedeutung hat eine vom Addenbrookes-Hospital in Cambridge propagierte Form der Eliminationsdiät (Ausschlussdiät). Nahrungsmittel, die am häufigsten zur Unverträglich-

keit führten, waren Getreide (insbesondere Weizen, Roggen und Hafer), Hefe, Milch, Eier, Kartoffeln, Kaffee, Tee, Pilze, Schokolade und Zwiebeln.

Die Grundidee der Eliminationsdiät ist es, Nahrungsmittel zu meiden, die nicht vertragen werden. Das nachzuweisen, ist aber sehr schwierig. Regelmäßig erhält der Patient in Absprache mit Diät-

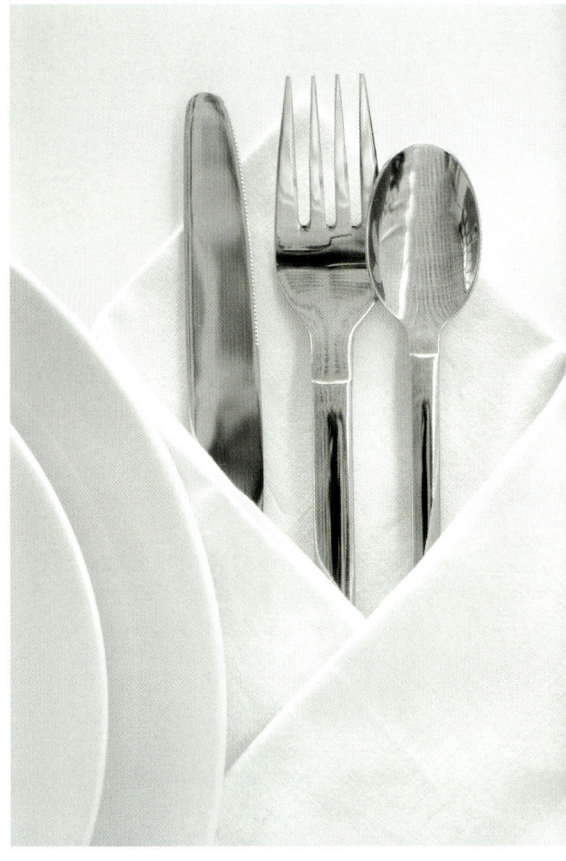

assistenten einzelne Lebensmittel zum Speiseplan zugeführt. Bleibt er darunter beschwerdefrei, kann dieses Lebensmittel dauerhaft gegessen werden. Beschwerdeauslösende Lebensmittel müssen strikt gemieden werden. Die ersten sieben getesteten Lebensmittel sind: Huhn, Reis, Karotten/Mohrrüben, Birne, Sojamargarine, Sojamilch und Kartoffeln. Zusätzlich wird enterale Ernährung verabreicht. Die erheblichen Probleme bei der Durchführung dieser Therapieform zeigen, dass die Patienten hochmotiviert sein müssen, da Lebensmittel mehrfach ausgetestet werden und die Austestung langwierig und kompliziert ist.

Lebensmittel, die am häufigsten Beschwerden verursachen

Weizen	69 %
Milch und Milchprodukte	48 %
Hefe	31 %
Mais	24 %
Bananen, Tomaten, Wein und Eier	14 %

Bei Morbus Crohn und Colitis ulcerosa handelt es sich nach dem heutigen Kenntnisstand aber nicht um Nahrungsmittelallergien. Es besteht jedoch der Verdacht, dass bestimmte – individuell unterschiedliche – Nahrungsmittelzusatzstoffe und Nahrungsmittel eine mitauslösende Rolle spielen. Dazu sind weitere Untersuchungen und Studien notwendig.

Die Lutz-Diät
Die Lutz-Diät ist eine Sonderform der Eliminationsdiäten. Einzelne Patienten berichten über eine Wirksamkeit, beweisende Studienergebnisse fehlen allerdings. Der Österreicher Mediziner Lutz vertritt seit Jahren die Ansicht, dass eine Vielzahl von Erkrankungen – auch chronisch-entzündliche Darmerkrankungen – Folge einer zu großen Kohlenhydrataufnahmemenge sind. Er empfiehlt daher eine kohlenhydratarme Kost, die nach Broteinheiten (BE) berechnet wird. Sonst berechnen nur insulinpflichtige Diabetiker ihre Kohlenhydrate nach BE.

Die Autoren haben keine guten Erfahrungen mit der Lutz-Diät gemacht, lehnen sie aber nicht ab, sofern sie eine bedarfsgerechte Ernährungsweise gewährleistet und Mangelerscheinungen ausbleiben.

Milcheiweißallergie und Milchzuckerunverträglichkeit
Ein Meiden von Milcheiweiß führt im akuten Entzündungsschub bei einem Viertel der Patienten mit Colitis ulcerosa und einem Drittel der Patienten mit Morbus Crohn zur Verringerung der Durchfälle. Im symptomfreien Intervall können diese Lebensmittel wieder in den Speiseplan einfließen, wenn keine Milchzuckerunverträglichkeit (Laktoseintoleranz) und/oder Milcheiweißallergie besteht. Zu einer Milchzuckerunverträglichkeit kommt es insbesondere bei Morbus Crohn, da das milchzuckerspaltende Enzym Laktase in der Dünndarmschleimhaut gebildet wird. Eine entzündete Schleimhaut bildet weniger Laktase. Das führt dazu, dass Milchzucker nicht gespalten und aufgenommen werden kann und unverdaut in den Dickdarm gelangt. Hier führt er zu Durchfall, Bauchschmerzen und Blähungen.

Der Arzt stellt eine Milchzuckerverträglichkeit mit einem Laktosebelas-

Laktosegehalt von Milch und Milcherzeugnissen

Lebensmittel	Laktose in g/100 g
Butter	0,6–0,7
Buttermilch	3,5–4,0
Butterschmalz	laktosefrei
Crème double	2,6–4,5
Crème fraîche	2,0–3,6
Desserts (Fertigprodukte: Creme, Pudding, Milchreis, Grießbrei)	3,3–6,3
Dickmilch	3,7–5,3
Eiscreme (Milch-, Frucht-, Joghurteis)	5,1–6,9
Frischkäsezubereitungen 10–70 % Fett i. Tr.	2,0–3,8
Frucht-Dickmilch	3,2–4,4
Hart-, Schnitt-, Weichkäse (alle Sorten)	laktosefrei
Hüttenkäse 20 % Fett i. Tr.	2,6
Joghurt	3,7–5,6
Joghurtzubereitungen (Schoko, Nuss, Müsli, Mokka, Vanille)	3,5–6,0
Kaffeesahne 10–15 % Fett	3,8–4,0
Käsefondue (Fertigprodukt)	1,8
Kefir	3,5–6,0
Kochkäse 0–45 % Fett i. Tr.	3,2–3,9
Kondensmilch 4–10 % Fett	9,3–12,5
Konsummilch (Frischmilch, H-Milch)	4,8–5,0
Magerquark	4,1
Milchmixgetränke (Schoko, Mokka, Vanille, Erdbeere, Banane, Nuss)	4,4–5,4
Milchpulver	38,0–51,5
Molke, Molkegetränke	2,0–5,2
Rahm-, Doppelrahmfrischkäse	3,4–4,0
Sahne, Rahm (süß, sauer)	2,8–3,6
Sahneeis	1,9
Schichtkäse 10–50 % Fett i. Tr.	2,9–3,8
Schmelzkäse 10–70 % Fett i. Tr.	2,8–6,3
Speisequark 10–70 % Fett i. Tr.	2,0–3,8

tungstest (Laktose = Milchzucker) oder einem Laktose-H2-Atemtest fest. Die Therapie besteht in der Substitution des Enzyms Laktase und der Meidung von laktosereichen Lebensmitteln und Getränken. Oftmals liegt die Unverträglichkeit nur im Schub vor und im symptomfreien Intervall wird Milchzucker vertragen. Gut vertragen werden in der Regel auch Joghurt und andere gesäuerte Milchprodukte, da die enthaltene bakterielle Laktase bei der Verdauung des Milchzuckers hilft. Das trifft insbesondere auf probiotische Milchprodukte zu.

Carrageen

Der aus Algen gewonnene Lebensmittelzusatzstoff Carrageen (E 407) ist ein Stabilisator, der beispielsweise bei Fertigkakao die Kakaoteilchen in Schwebe hält, sodass sie nicht zu Boden sinken. Im Tierversuch hat man Veränderungen an der Schleimhaut festgestellt, beim Menschen konnte dies bisher nicht bestätigt werden. Aufgrund der Beobachtung beim Tier sollten Patienten mit chronisch-entzündlichen Darmerkrankungen diesen Zusatzstoff, der auch in Bisquits, Desserts, Pudding, Eiskreme, Sahnespray oder Salatsoßen enthalten sein kann, besser meiden. Enterale Ernährung, die Carrageen enthält, trägt den Hinweis, dass sie bei CED nicht geeignet ist.

Carrageen ist auf der Zutatenliste von Lebensmitteln als Carrageen oder E 407 angegeben.

Problem Mangelernährung

Patienten mit chronisch-entzündlichen Darmerkrankungen leiden oft unter Mangelernährung und sind häufig untergewichtig. Das trifft sowohl für Patienten im akuten entzündlichen Schub als auch im symptomfreien Intervall zu.

Um eine Mangelernährung und/oder ein Untergewicht behandeln zu können, ist die Einnahme von eiweißreicher Trink- oder Zusatznahrung sinnvoll. Die Kosten werden bei CED-Patienten von den Krankenkassen übernommen.

Patienten mit Morbus Crohn sind durch die Lokalisation der Entzündung bedingt häufiger von Mangelernährung und Untergewicht betroffen als solche mit Colitis ulcerosa. Die Zeichen der Mangelernährung und das Untergewicht sind nach Einleitung einer künstlichen, enteralen oder parenteralen Ernährung meist rasch in den Griff zu bekommen.

Ernährungsdefizite bei Morbus Crohn	Prozentsatz der Betroffenen
Anämien (Blutarmut)	60–80 %
Eisenmangel	35–50 %
Eiweißmangel	55–75 %
Eiweißverlust über den Magen-Darm-Trakt	65–80 %
Folsäuremangel	50–65 %
Gewichtsverlust	65–75 %
Kaliummangel	5–20 %
Kalziummangel	10–20 %
Magnesiummangel	14–35 %
Niedriger Albuminspiegel	25–80 %
Vitamin-B12-Mangel	5–45 %
Vitamin-C-Mangel	10–30 %
Vitamin-D-Mangel	60–80 %
Vitamin-K-Mangel	10–25 %
Zinkmangel	40–55 %

Eine Substitution von Energie, Eiweiß, Folsäure, Zink und Vitamin D über Zusatz- oder Trinknahrung oder Vitamin-/Mineralstoffpräparate scheint bei allen Patienten mit Morbus Crohn angezeigt.

Ernährungsdefizite bei Colitis ulcerosa	Prozentsatz der Betroffenen
Anämien (Blutarmut)	60 %
Eisenmangel	80 %
Folsäuremangel	30–40 %
Gewichtsverlust	20–60 %
Niedriger Albumin-spiegel	25–50 %
Vitamin-B12-Mangel	5 %
Vitamin-D-Mangel	35 %

Durch den Lokalisationsort und die Art der Entzündung bedingt kommt es bei Colitis ulcerosa häufig zu einem Eisenmangel. Zur Bekämpfung der Eisenmangelanämie ist Eisen in Tablettenform geeignet. Kupfer hat eine wichtige Rolle im Eisenstoffwechsel und oftmals sind Eisenmangelanämien durch einen gleichzeitig vorliegenden und nicht behandelten Kupfermangel nicht therapierbar.

Zur Verbesserung der Eisenresorption dienen Vitamin C und Fruchtsäuren. Daher ist es sinnvoll, Eisentabletten mit Fruchtsaft, beispielsweise Orangensaft, einzunehmen. Da Gerbsäure die Eisenaufnahme hemmt, sollten Eisentabletten nicht mit schwarzem Tee eingenommen werden. Zink und Eisenpräparate sollten ebenfalls nicht zusammen eingenommen werden, da sie sich gegenseitig in der Resorption vermindern.

Mangelernährung verlangsamt die Wund- und Fistelheilung und führt zu weiteren Blut- und Eiweißverlusten. Ein Mangel an Folsäure, Niacin und insbesondere Zink kann Durchfälle begünstigen und Entzündungen fördern.

Schwer therapierbare Durchfälle können auch auf einen Zinkmangel zurückzuführen sein. Langanhaltende Durchfälle wiederum begünstigen die Entstehung eines Zinkmangels. Daher ist CED-Patienten, die über längere Zeit an Durchfällen leiden, die Einnahme von Zinkpräparaten anzuraten. Gut sind die organischen Zinkverbinden Zinkglukonat, Zinkorotat und besonders Zinkhistidin. Diese Verbindung zeichnet sich durch eine hervorragende Resorptionsfähigkeit und gleichzeitig durch den antientzündlichen Effekt von Histidin aus.

Die Bewertung des Körpergewichts

CED-Patienten leiden häufig unter Untergewicht. Das trifft insbesondere für Crohn-Patienten zu. Eine einfache Methode, das Körpergewicht zu bewerten, ist der Body-Mass-Index (BMI = Körpermassenindex). Dabei wird das Verhältnis von Körpergewicht in Kilogramm zu Körpergröße in Metern zum Quadrat berechnet oder vereinfacht: Körperkilogramm geteilt durch Körpergröße in Metern zum Quadrat.

$$BMI = \frac{\text{Körpergewicht in kg}}{(\text{Körpergröße in Metern})^2}$$

Ein Beispiel für die BMI-Berechnung: Eine Frau mit einer Größe von 1,68 Metern und einem Gewicht von 52 Kilogramm hat einen BMI von 18,4. Das bedeutet Untergewicht, eine Gewichtszunahme ist empfehlenswert.

BMI	Bewertung des Gewichts
< 19	Untergewicht
19–25	Normalgewicht
25–27	leichtes Übergewicht
27–30	mäßiges Übergewicht
> 30	starkes Übergewicht (Adipositas)

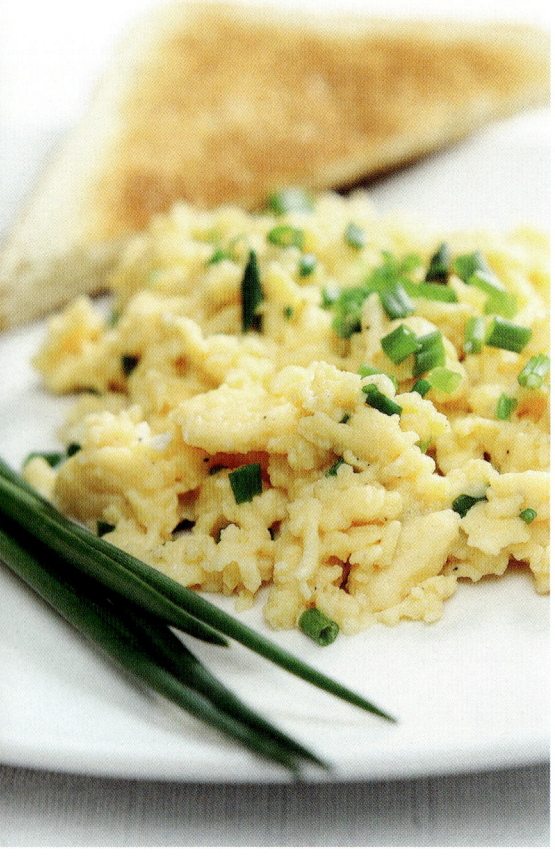

Eine gesunde Ernährung ist immer wichtig

Nahrungsinhaltsstoffe, die Energie liefern, werden als Nährstoffe bezeichnet. Solche, die Wirkungen im Organismus haben, aber keine Energie liefern, nennt man Wirkstoffe. Daneben gibt es noch sekundäre Pflanzenstoffe, Ballaststoffe, Wasser und Alkohol. Zu den Nährstoffen gehören Kohlenhydrate, Eiweiße und Fette.

Vitamine und Mineralstoffe sind Wirkstoffe. Es gibt wasser- und fettlösliche Vitamine. Entsprechend ihrem Vorkommen im Körper und dem täglichen Bedarf werden Mengen- und Spurenelemente unterschieden.

Der Energiegehalt der Nahrung wird in Kilokalorien oder Kilojoule gemessen. Eine Kilokalorie entspricht 4,2 Kilojoule. Patienten mit chronisch-entzündlichen Darmerkrankungen haben einen erhöhten Energiebedarf, der zwischen 35 und 45 Kilokalorien pro Körperkilogramm liegt (Beispiel: Das Gewicht beträgt 75 Kilogramm → 75 x 40 = 3000 Kilokalorien).

Energiegehalt der Nährstoffe und Alkohol

1 g Eiweiß	4 kcal/17,2 Kilojoule
1 g Fett	9 kcal/38,9 Kilojoule
1 g Kohlenhydrate	4 kcal/17,2 Kilojoule
1 g Alkohol	7 kcal/29,4 Kilojoule

Auf die Art der Kohlenhydrate kommt es an

Nach den Empfehlungen der Deutschen Gesellschaft für Ernährung (DGE) sollten mehr als 50 Prozent der Gesamtenergiezufuhr aus Kohlenhydraten geliefert werden, wobei diese zum größten Teil aus komplexeren Kohlenhydraten bestehen sollen. Das sind beispielsweise Getreide, Kartoffeln und Gemüse. Daneben gibt es noch rasch verfügbare Kohlenhydrate wie Trauben-, Frucht-, Haushalts-, Malz- oder Milchzucker.

Kohlenhydrate dienen dem Körper als schneller Energielieferant, beispielsweise für Gehirnzellen, der Versorgung des Nervensystems und der Muskulatur. Die Kohlenhydratzufuhr dient also der direkten energetischen Versorgung des Körpers. Aus überschüssigen Kohlenhydraten können Triglyzeride aufgebaut und gespeichert werden.

Kohlenhydratreich sind:
- Zucker und Zuckerhaltiges,
- Getreideprodukte,
- Obst,
- Gemüse,
- Kartoffeln und
- Milch.

Kohlenhydratarm sind:
- Butter, Margarine, Öl,
- Fisch,
- Fleisch, Wurst, Geflügel,
- Eier und
- Alkoholika.

Der Kohlenhydratbedarf von Menschen, die unter chronisch-entzündlichen Darmerkrankungen leiden, ist nicht erhöht. Nur wenn man zunehmen möchte, sollte der Kohlenhydratgehalt der Nahrung erhöht werden.

Der erhöhte Zuckerkonsum bei CED kann auch darauf zurückzuführen sein, dass die Betroffenen damit versuchen, dem Gewichtsverlust entgegenzuwirken. Bei CED stellt sich immer wieder die Frage, welchen Faktor Zucker in der Entstehung der Erkrankungen hat. Ob die Erkrankungen durch Zucker gefördert werden oder ob CED-Patienten zum Ausgleich des Energiemangels häufig darauf zurückgreifen, ist letztlich nicht geklärt. Eine zuckerreiche Ernährungsweise erscheint aber insgesamt wenig gesundheitsförderlich und sollte daher nicht nur von CED-Patienten gemieden werden.

Ballaststoffe sind gesund

Neben den verwertbaren Kohlenhydraten gibt es noch die Gruppe der nicht verwertbaren Kohlenhydrate, die Ballaststoffe. Sie kommen ausschließlich in pflanzlichen Lebensmitteln vor. Ballaststoffhaltige Lebensmittel sind beispielsweise Getreide und daraus hergestellte Produkte wie Vollkornbrot sowie Gemüse und Obst. Pro Tag sollten mit der Nahrung mindestens 30 Gramm Ballaststoffe aufgenommen werden. Ballaststoffe in der Ernährung sorgen für eine gesunde Darmtätigkeit und ein gutes Sättigungsgefühl. Hinzu kommt, dass sie bei der Senkung des Blutcholesterinspiegels hilfreich sein können.

Außerhalb des entzündlichen Schubes haben sich insbesondere wasserlösliche Ballaststoffe in der Therapie von chronisch-entzündlichen Darmerkrankungen bewährt, insbesondere ihre stuhlandickende Wirkung ist wichtig. Ballaststoffe haben auch eine Bedeutung als Substrat für die Probiotika (s. S. 34).

Achtung: Kommt es durch eine chronisch-entzündliche Darmerkrankung zur Ausbildung von Stenosen (Engstellen im Darm), sollten ballaststoffreiche, faserige Lebensmittel gemieden werden. Stenosen sind insbesondere bei Morbus Crohn häufig.

Ballaststoffreiche Lebensmittel sind:

- Getreideprodukte (Vollkornbrot, Müsli),
- Obst,
- Gemüse und Salate,
- Hülsenfrüchte und
- Ballaststoffkonzentrate wie Leinsamen, Haferkleie oder Plantago-ovata-Samenschalen.

Ballaststofffreie Lebensmittel sind:

- Fleisch,
- Wurst,
- Eier,
- Milch,
- Fisch,
- Zucker,
- Öl, Butter und Margarine.

Eiweiße haben vielerlei Funktionen

Die DGE empfiehlt für den gesunden Erwachsenen eine tägliche Zufuhr von 0,8 Gramm Eiweiß pro Kilogramm Körpergewicht, das entspricht einem Anteil von zehn bis zwölf Prozent der Gesamtenergiezufuhr. Menschen mit chronisch-entzündlichen Darmerkrankungen haben einen erhöhten Eiweißbedarf und benötigen pro Körperkilogramm zwischen 1,0 und 1,2 Gramm davon (64 Kilogramm = 64 bis 76,8 Gramm). Der Eiweißbedarf im akuten Entzündungsschub liegt zwischen 1,2 und 1,5 Gramm pro Körperkilogramm.

Ein Beispiel: Ein 30-jähriger Mann mit 75 Kilogramm Körpergewicht hat einen empfohlenen täglichen Eiweißbedarf von 60 Gramm Eiweiß. Ist er an einer CED erkrankt, sind es 75 bis 90 Gramm Eiweiß pro Tag.

Eiweißreiche Lebensmittel sind:

- Fleisch,
- Wurstwaren,
- Fisch,
- Milch- und Milchprodukte,
- Eier,
- Hülsenfrüchte und Sojaprodukte.

Eiweißarme Lebensmittel sind:

- Butter und Margarine,
- Öl,
- Zucker,
- Obst,
- Gemüse,
- Kartoffeln,
- Hülsenfrüchte,
- Getränke und Alkoholika.

Eiweiß dient dem Körper als Baustoff. Bei einem Eiweißmangel stehen dem Körper nicht mehr ausreichend Baustoffe zur Verfügung, und der Organismus ist nicht mehr in der Lage, die körpereigenen Eiweißverbindungen aufzubauen. Es kommt zu zahlreichen Stoffwechselstörungen, beispielsweise einer Schwächung des Immunsystems. Bei Colitis ulcerosa liegt häufig eine Milcheiweißallergie vor, während Patienten mit Morbus Crohn – insbesondere im akuten Entzündungsschub – oftmals unter einer Milchzuckerunverträglichkeit leiden.

Fette können Probleme machen

Nahrungsfette sind wichtige Energielieferanten für unseren Organismus. Sie liefern dem Körper mehr als doppelt so viel Energie als Eiweiße und Kohlenhydrate. Fette bestehen hauptsächlich aus Fettsäuren.

Bei den Fettsäuren unterscheidet man zwischen gesättigten Fettsäuren, Transfettsäuren sowie einfach und mehrfach ungesättigten Fettsäuren (inklusive

Omega-3-Fettsäuren und Omega-6-Fettsäuren).

Mit der Nahrung sollten höchstens 30 Prozent der Gesamtenergiemenge in Form von Fetten, überwiegend pflanzlichen Ursprungs zugeführt werden. Die DGE-Empfehlung lautet, davon zehn Prozent aus gesättigten, sieben bis zehn Prozent aus mehrfach ungesättigten und zehn bis 13 Prozent der Gesamtfettmenge aus einfach ungesättigten Fettsäuren zuzuführen. Pro Körperkilogramm sollte ein Gramm Fett mit der Nahrung aufgenommen werden.

Patienten mit chronisch-entzündlichen Darmerkrankungen haben keinen erhöhten Fettbedarf. Möchte ein Patient zunehmen, sollte 1,25 bis 1,5 Gramm Fett pro Körperkilogramm zugeführt werden.

Einfach ungesättigte Fettsäuren sind beispielsweise in Oliven- oder Rapsöl, mehrfach ungesättigte Fettsäuren beispielsweise in Maiskeimöl oder Distelöl, gesättigte Fettsäuren hauptsächlich in tierischen Fetten wie beispielsweise in Fleisch, Milch und Milchprodukten, aber auch in pflanzlichen Fetten wie Kokosfett enthalten. Transfettsäuren kommen in gehärteten Fetten oder stark erhitzten Fetten vor. Reich an Omega-3-Fettsäuren sind Fettfische. Reich an Omega-6-Fettsäuren sind bestimmte Pflanzen, Samen und Pflanzenöle.

Fettreiche Lebensmittel sind Butter, Margarine, Öl, Fleisch, Wurst, Käse, Sahne, Eier Nüsse und Samen. Fettarme Lebensmittel sind Obst, Gemüse, Getreideprodukte, Zucker, Seefisch, Hülsenfrüchte und Kartoffeln.

Neben ihrer Funktion als Energielieferant, sind Fette Träger der fettlöslichen Vitamine sowie von Geschmacks- und Aromastoffen. Letztere machen die Fette und daraus hergestellte Speisen zu beliebten Lebensmitteln.

Bei chronisch-entzündlichen Darmerkrankungen kann es zu einer Fettverwertungsstörung kommen. In diesem Falle kommt es zu sogenannten Fettstühlen, die durch eine Reduktion von herkömmlichem Nahrungsfett und die ersatzweise Gabe von MCT-Fetten behandelt werden. MCT-Fette (mittelkettige Triglyzeride) sind leicht resorbierbar, sie kommen praktisch in Nahrungsmitteln nicht vor. Die diätetische Lebensmittelindustrie bietet MCT-Spezialprodukte an. Es gibt unter anderem Margarine, Öl, Schmelzkäse, Putencreme und Schokocreme mit MCT-Fetten. Wichtig ist, dass MCT-Fette nicht zum Hocherhitzen geeignet sind. Die Produkte sind über den Versandhandel oder im Reformhaus erhältlich.

Viele CED-Patienten vertragen Fett relativ schlecht, sind jedoch auf die Energie aus den Fetten angewiesen. In diesen Fällen bieten sich MCT-Fett geradezu an.

Omega-3-Fettsäuren bekämpfen die Entzündung

In Fischöl vorkommende Omega-3-Fettsäuren sind antientzündlich wirksam. Mittels Omega-3-Fettsäuren konnte bei Colitis-Patienten eine 53-prozentige Reduktion der Krankheitsaktivität erzielt werden. Auch die Anzahl der Rückfälle ließ sich dadurch verringern. Leider gibt es auch Studien, die nicht zu einem positiven Ergebnis für Omega-3-Fettsäuren kommen. Daher wird die Einnahme von Omega-3-Fettsäuren nicht grundsätzlich empfohlen. Aus diätetischer Sicht ist es jedoch empfehlenswert, es auf einen Versuch mit Omega-3-Fettsäuren (0,5 bis ein

Gramm Fischöl täglich) ankommen zu lasen. Die Dosis kann dann auf 3,5 Gramm pro Tag gesteigert werden, was der durch Studien empfohlenen Menge entspricht. Das gilt sowohl für Morbus Crohn als auch Colitis ulcerosa.

Eine Reihe von klinischen Untersuchungen ergab, dass die Gesamtsituation bei Morbus Crohn und Colitis ulcerosa durch Omega-3-Fettsäuren verbessert wird, die Medikamentendosis konnte deutlich reduziert werden. Scheinbar för-

dern Omega-3-Fettsäuren als zusätzlicher Therapiebaustein den Rückgang der Krankheitssymptome. Nach den bisher vorliegenden Studien kann eine Therapie mit Omega-3-Fettsäuren zusätzlich und nicht ausschließlich empfohlen werden.

Die Wirkung von Omega-3-Fettsäuren – das zeigten mehrere Studien – ist vielfältig und umfasst:

- eine deutliche Besserung der Erkrankung,
- eine Verbesserung der Gesamtsymptomatik,
- eine Gewichtszunahme,
- die Reduktion der Entzündungsparameter,
- einen sinkenden Medikamentenbedarf,
- eine beschleunigte Remission,
- weniger Rückfälle.

Allein durch den Verzehr von Fisch können nicht ausreichend Omega-3-Fettsäu-

Gehalt an Omega-3-Fettsäuren

Fisch	g/100 g Fisch
Seezunge	0,5
Heilbutt	1,1
Forelle	1,2
Rotbarsch	1,4
Karpfen	2,5
Makrele	4,0
Bückling	4,9
Hering	5,1
Ölsardine	5,7
Thunfisch	6,8
Lachs	7,1
Aal	11,8

Analysegrundlage: Freilebende See- oder Süßwasserfische, keine Zuchtfische

ren aufgenommen werden, so dass es empfehlenswert ist, Arzneimittel auf Basis von Fischöl einzunehmen. Trotzdem ist der Konsum von Fisch für Patienten mit chronisch-entzündlichen Darmerkrankungen sinnvoll, da er reichlich gut verwertbares Eiweiß, Zink, Jod, Omega-3-Fettsäuren und weitere essentielle Stoffe enthält. Es ist sinnvoll, wöchentlich zwei bis drei Fischmahlzeiten einzuplanen.

Vitamine und Mineralstoffe

Um einem Vitamin- und Mineralstoffmangel vorzubeugen, sollten Patienten mit chronisch-entzündlichen Darmerkrankungen ein Multivitamin-Mineralstoff-Präparat einnehmen. Zudem kann die Substitution von einzelnen Vitaminen und/oder Mineralstoffen notwendig sein.

Bei Durchfällen ist die Stuhlzinkausscheidung deutlich erhöht, sodass Crohn- und Colitis-Patienten einen deutlich erhöhten Zinkbedarf haben. Zudem ist das Spurenelement entzündungshemmend, weswegen es dauerhaft substituiert werden sollte. Zink sollte in einer organischen Form gegeben werden, da diese besser resorbiert werden können. Es bietet sich Zinkhistidin an. Die Zinkzufuhr über Tabletten sollte täglich zwischen 15 und 30 Milligramm liegen. Es ist sinnvoll, die Tabletten vor dem Schlafengehen und morgens nüchtern einzunehmen.

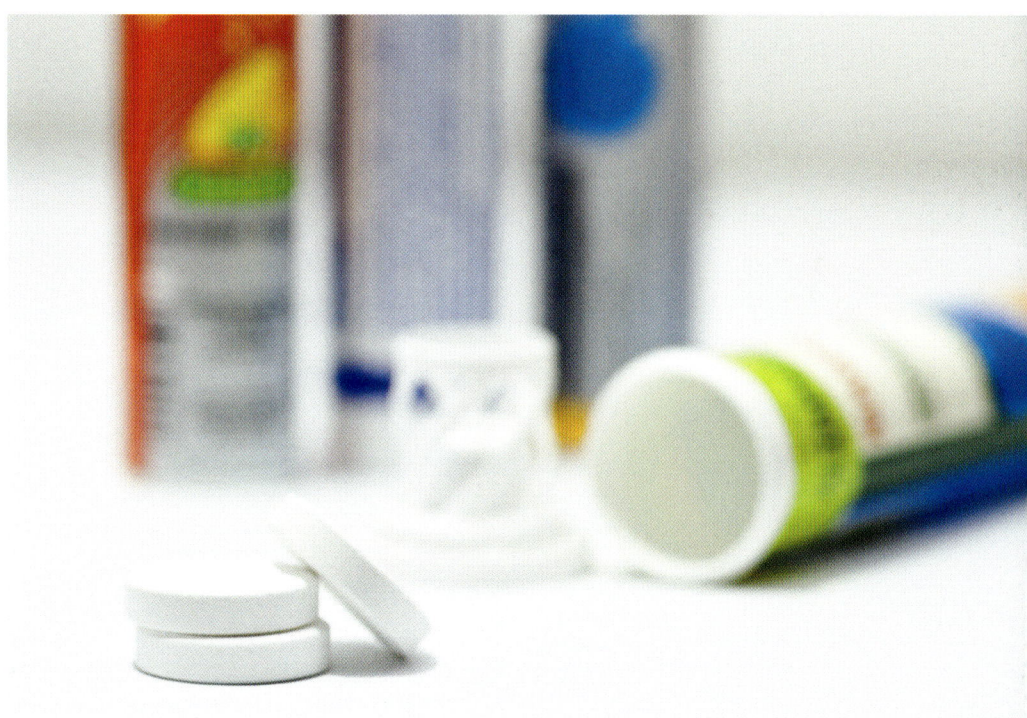

Vitamine und ihr wichtigsten Funktionen und Vorkommen

	Wichtig für	Vorkommen
Fettlösliche Vitamine		
Vitamin A	Wachstum, Haut, Sehvorgang	Karotten, Spinat, Grünkohl, Rinderleber, Eigelb, Butter, Grüne Bohnen, Brokkoli
Vitamin D	Knochenaufbau	Fettfisch, Champignons, Kalbfleisch, Lebertran, Eigelb
Vitamin E	Radikalfänger, Abwehrsystem	Weizenkeime, Sojabohnen, Weizenkeim-, Maiskeimöl
Vitamin K	Blutgerinnung	Grüngemüse, Tomaten, Leber, Fleisch
Wasserlösliche Vitamine		
Vitamin B1	Nervensystem, Steuerfunktion des Stoffwechsels	Vollkornprodukte, Leber, Hülsenfrüchte, Kartoffeln, Schweinefleisch, Scholle, Thunfisch
Vitamin B2	Sauerstofftransport, Eiweißstoffwechsel, Haut	Milch und Milchprodukte, Fleisch, Vollkornprodukte, Seefische, Eier
Niacin	Stoffwechsel	Fleisch, Fisch, Getreide, Nüsse, Eier, Kartoffeln, Champignons, Karotten
Vitamin B6	Eiweißstoffwechsel, Blutbildung	Fleisch, Fisch, Vollkornprodukte, Hülsenfrüchte, grüne Bohnen, Kartoffeln, Linsen, Weizenkeime, Sojabohnen
Folsäure	Zellbildung, Wundheilung, Blutgerinnung	Grüngemüse, Tomaten, Kohlarten, Spinat, Gurke, Milch und Milchprodukte, Vollkornprodukte, Kartoffeln, Leber, Fleisch
Pantothensäure	Stoffwechsel	Leber, Muskelfleisch, Fisch, Milch, Vollkornprodukte, Hülsenfrüchte
Biotin	Haut, Immunsystem	Leber, Eigelb, Sojabohnen, Nüsse, Haferflocken, Spinat, Champignons
Vitamin B12	Blutbildung	Leber, Muskelfleisch, Fisch, Eier, Milch, Käse, Sauerkraut
Vitamin C	Abwehrkraft, Radikalfänger, Aufbau von Bindegewebe	Zitrusfrüchte, Erdbeere, Kiwi, schwarze Johannisbeeren, Paprika, Kartoffeln, Rosenkohl, Tomaten, Kohlrabi, Feldsalat, Kresse, Leber

Mineralstoffe und ihre wichtigsten Funktionen und Vorkommen

	Wichtig für	Vorkommen
Mengenelemente		
Natrium	Regulation des Wasserhaushalts, Reizübertragung, Enzymaktivator	Kochsalz, Fertiggerichte, Geräuchertes, Gepökeltes, Wurst, Käse, Salz- und Matjesheringe, Salzgebäck, Mineralwässer
Kalium	Gegenspieler des Natriums bei der Reizübertragung, Enzymaktivator	Trockenobst, frisches Obst und Gemüse, Obst- und Gemüsesäfte, Kartoffeln, Hülsenfrüchte, Pistazien
Kalzium	Knochen, Zähne, Nerven- und Muskelfunktion, Blutgerinnung	Milch und Milchprodukte, grüne Gemüsesorten, Kohlgemüse, Porree, Nüsse, Beeren, Kiwi
Phosphor	Wichtigster Baustein im Körper, Energiestoffwechsel	Milch und Milchprodukte, Fleisch, Fisch, Cola-Getränke, Schokolade
Magnesium	Enzymatische Reaktionen, Nerven- und Muskelfunktion	Vollkornprodukte, Nüsse, Hülsenfrüchte, grüne Gemüsesorten, Fisch, Milch und Milchprodukte
Spurenelemente		
Eisen *Ein Mangel ist bei Colitis ulcerosa häufig.*	Sauerstofftransport im Blut, Sauerstoffspeicher im Muskel	Fleisch, Linsen, Hafer, Leber, Eidotter, Spinat, Spargel, Salat, Pfifferlinge, Vollkornprodukte
Jod	Baustein der Schilddrüsenhormone	Seefisch, Schalentiere, jodiertes Speisesalz, Milch, Ei
Fluorid	Kariesprophylaxe, Knochenstabilität	Bestimmte Mineralwässer, fluoridiertes Speisesalz
Selen	Schutz vor Radikalen, Schilddrüsenstoffwechsel	Fisch, Fleisch, Nüsse, Vollkornmehle, Steinpilze
Zink *Ein Mangel ist bei CED häufig, insbesondere bei Morbus Crohn.*	Stoffwechsel, Insulinwirkung, Wundheilung, Geschmacksnerven	Rindfleisch, Innereien, Käse, Kakao, Austern, Weizenkeime, Kohlgemüse, Nüsse

Pro- und Präbiotika

Der Begriff „Probiotika" bedeutet: für das Leben oder das Leben fördernd. Probiotika sind Mikroorganismenstämme, die mit einem Nahrungsmittel verzehrt werden. Sie müssen gegenüber Magensäure, Verdauungsenzymen und Gallensalzen ausreichend widerstandsfähig sein, so dass sie im Darm nicht abgetötet werden und sich lebend, vor allem im Dickdarm, ansiedeln können.

Im Darm angekommen, bilden diese Bakterien spezielle Eiweißstrukturen aus, mit denen sie sich an der Darmschleimhaut anheften. Probiotische Mikroorganismen sind allerdings nicht in der Lage, dauerhaft im Darm zu verbleiben. Positive Wirkungen sind deshalb nur zu erwarten, wenn eine dauerhafte und regelmäßige, am besten tägliche Zufuhr über die Nahrung erfolgt. Bleibt diese aus, werden sie nach kurzer Zeit aus der Mikroflora des Darms verdrängt. Verschiedene Studien belegen, dass Probiotika einen positiven Einfluss auf die Gesundheit nehmen, indem sie die Zusammensetzung der Darmflora beeinflussen. Sie stabilisieren die immunologische Barriere des Darmes und fördern die Laktoseverdauung, indem sie verstärkt Milchzucker abbauen.

Ein spezieller gesundheitsförderlicher Bakterienstamm wurde vom Freiburger Hygieniker Prof. Dr. med. Alfred Nissle entdeckt. Escherichia-coli-Bakterien des von Professor Nissle entdeckten Stammes (E.-coli-Stamm Nissle 1917) haben die Fähigkeit, andere, krankmachende Mikroorganismen abzuwehren. Sie können sich an der Darmschleimhaut anhaften und über längere Zeit ansiedeln. Sie schützen den Körper vor krankmachenden Eindringlingen und bilden die für die Ernährung der Darmschleimhautzellen und die Durchblutung der Darmwand so wichtige kurzkettige Karbonsäure.

Nicht zuletzt haben diese Bakterien eine anregende Wirkung auf bestimmte Zellen des Immunsystems und machen dadurch abwehrstark. Bereits 1918 berichtete Alfred Nissle erstmals über die erfolgreiche Anwendung bei einer Patientin mit Colitis ulcerosa. Probiotika können in Form von Arzneimitteln zusätzlich zur medikamentösen Therapie eingenommen werden; Patienten, die die medikamentöse Therapie nicht vertragen, haben mit E.-coli-Stamm Nissle 1917 eine Alternative in der Therapie. Die probiotischen Bakterien können dazu beitragen, dass es bei Colitis ulcerosa und Morbus Crohn häufigere, längere Phasen eines beschwerdefreien oder beschwerdearmen Lebens gibt. Die Behandlung mit Escherichia-coli-Stamm Nissle 1917 ist bei Colitis ulcerosa und Morbus Crohn gut verträglich. Diese Probiotika sollten im akuten Entzündungsschub als auch im symptomfreien Intervall Therapiebestandteil sein. Die Einnahme von Probiotika-Präparaten kann wärmstens empfohlen werden. Zu Probiotika ist aber grundsätzlich die Einnahme von Präbiotika notwendig. Diese dienen den probiotischen Keimen als Nahrung (Substrat). Einige Ballaststoffe dienen als Präbiotika. Dazu gehören auch die Ballaststoffe aus Plantago-ovata-Samenschalen.

Die Ernährung im akuten Entzündungsschub

Chronisch-entzündliche Darmerkrankungen sind gekennzeichnet von zwei verschiedenen Zuständen: akute Entzündungsschübe und symptomfreie Intervall. Beide Zustände bedürfen der Ernährungstherapie. Der Wert der künstlichen Ernährung für die Verbesserung des Ernährungszustandes von CED-Betroffenen steht außer Zweifel.

Die Ernährung im akuten Entzündungsschub erfolgt ganz oder teilweise parenteral über einen Venenkatheter oder oral über den Mund oder via Sonde durch die Nase mit Trink-/Sondennahrungen.

Die enterale Ernährung ist in ihrer Wirksamkeit der parenteralen Ernährung überlegen. Inzwischen stehen Spezialnahrungen für CED-Patienten zur Verfügung (Elemental 028 oder Modulen IBD). Bei Morbus Crohn lässt sich durch enterale Ernährung in 50 bis 90 Prozent ein Rückgang der Entzündung erzielen. Mit Glukokortikoiden liegt die Remissionsrate bei 79 Prozent. Sinnvoll ist es, eine künstliche Ernährung mit der Glukokortikoidtherapie zu kombinieren.

Am Anfang der Therapie sollte die Nahrung in jedem Falle frei von Ballaststoffen und reich an MCT-Fetten sein. Kommt es bei Morbus Crohn zur Ausbildung von Stenosen, ist immer eine ballaststofffreie bzw. -arme Kost (keine faserigen Lebensmittel wie Sauerkraut, Zitrusfrüchte oder Müsli) angezeigt. Fisteln können eine totale Nahrungskarenz erfordern. Bei Symptombesserung und Absenkung der Entzündungsparameter erfolgt ein langsamer Kostaufbau.

Stufen des Kostaufbaus

1. Kohlenhydratphase (nahezu ballaststofffrei)

2. Kohlenhydrat-/Eiweißphase (nahezu ballaststoff- und fettfrei)

3. erweiterte Kohlenhydrat-/ Eiweißphase

4. Beginn mit Fetten (eventuell anfänglich MCT-Fette)

5. leichte Vollkost ohne Zucker

Spezialnahrungen bei chronisch-entzündlichen Darmerkrankungen

Die Trinknahrung Elemental 028 wurde speziell für die Belange von CED-Patienten entwickelt. Sie schmeckt gut und ist ausschließlich zur ergänzenden Ernährung bei chronisch-entzündlichen Darmerkrankungen geeignet. Neben Elemental 028 wurde Modulen IBD (inflammatory bowle disease = chronisch-entzündliche Darmerkrankungen) speziell für Morbus-Crohn- und Colitis-ulcerosa-Patienten entwickelt. Beide Nahrungen werden im akuten Entzündungsschub und im symptomfreien Intervall eingesetzt. Aus Erfahrung der Autoren ist die Nahrung Modulen IBD für viele Patienten eine echte Rettung. Auch in der symptomfreien Phase hat sie ihren festen Platz.

Richtig trinken bei Morbus Crohn und Colitis ulcerosa

Patienten mit chronisch-entzündlichen Darmerkrankungen müssen auf eine ausreichende Flüssigkeitszufuhr achten.

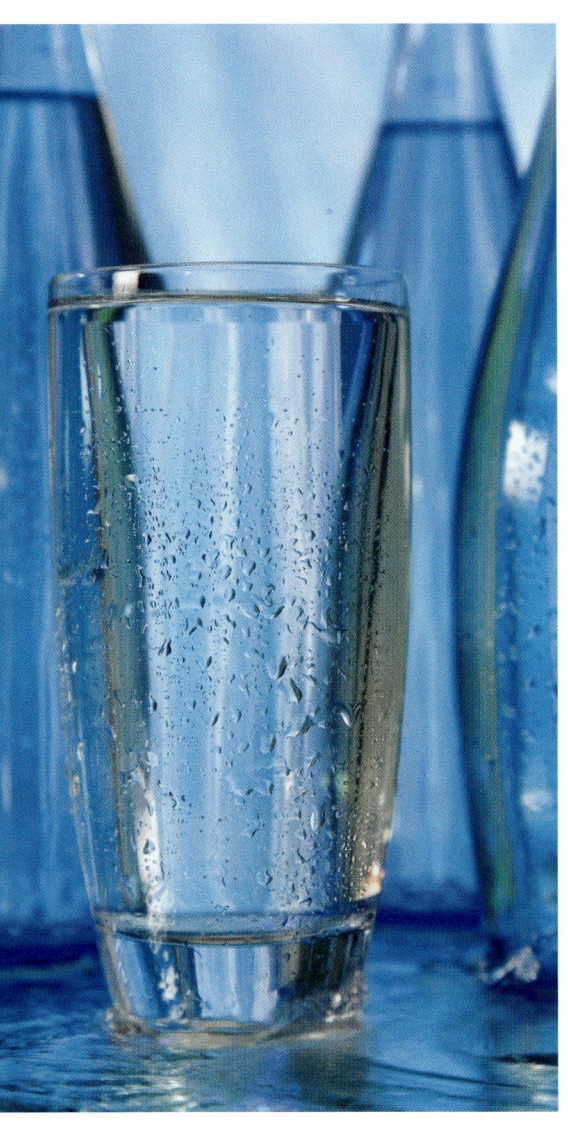

Das trifft insbesondere zu, wenn sie unter Durchfall leiden.

Achtung: Im akuten Entzündungsschub sollte kein starker Kaffee oder Schwarztee getrunken werden. Auch Früchtetees sind aufgrund ihres Fruchtsäuregehaltes oftmals im Schub schwer verträglich. Gut verträglich sind stille Mineralwässer, grüner Tee scheint ebenso sinnvoll.

Im symptomfreien Intervall können Kaffee und Schwarztee getrunken werden. Zitrusfruchtsäfte werden bei Morbus Crohn und Colitis ulcerosa prinzipiell schlecht vertragen. Daher sollten Patienten, die darunter leiden, grundsätzlich keine Zitrusfruchtsäfte trinken und auch keine Zitrusfrüchte essen.

Alkohol ist ein Gift

Alkohol ist ein energiereicher Stoff, der im Übermaß aufgenommen krank macht. Die gesundheitlich positiven Effekte, die durch Alkoholika hervorgerufen werden, stehen weit hinter den Gefahren, so dass ein übermäßiger Alkoholkonsum nicht anzuraten ist.

Ungefährlich sind zehn bis 15 Gramm Alkohol täglich, das entspricht ca. einem Glas Rotwein. Gefahren treten auf, wenn Männer täglich mehr als 60 Gramm und Frauen mehr als 40 Gramm Alkohol täglich, über einen längeren Zeitraum, konsumieren.

Alkoholika sollten im Entzündungsschub gemieden werden. Im symptomfreien Intervall sollten Alkoholika nur nach Befragen des Arztes konsumiert werden, um Wechselwirkungen zwischen Alkohol und Medikamenten zu vermeiden.

10 Tipps für das tägliche Leben

1 Um mehr Ballaststoffe aufzunehmen, probieren Sie einmal Gemüse und Kräuter (z. B. Tomatenscheiben mit Schnittlauchröllchen und frischem Basilikum) als alternativen, kalorienarmen, aber ballaststoff- und kaliumreichen Brotbelag. Gemüse und Kräuter enthalten viele Vitamine und Mineralien, aber kaum Fett. Außerdem schmecken sie gut und machen satt. Sie eignen sich auch hervorragend als Ersatz für Butter oder Margarine. Legen Sie ein Salatblatt oder saftiges Gemüse anstatt Aufstrichfett unter den Wurst- oder Käsebelag.

2 Essen Sie pflanzliche Nahrungsmittel, denn nur Pflanzen liefern die darmgesunden Ballaststoffe. Getreu dem Motto des Vereins zur Förderung der gesunden Ernährung und Diätetik (VFED): „Mehr Pflanzliches und weniger Tierisches essen ist gesund!" Die Mengen sind einfach einzuhalten. Essen Sie täglich mindestens 500 g Obst (z. B. 3 mittelgroße Äpfel und 1 Kiwi), 500 g Gemüse (z. B. 1 große Portion – halber Teller voll – Möhrengemüse, ein großer Tomatensalat – ein Teller voll), 200 g Kartoffeln oder Vollkornreis/-nudeln sowie 4 Scheiben Vollkornbrot.

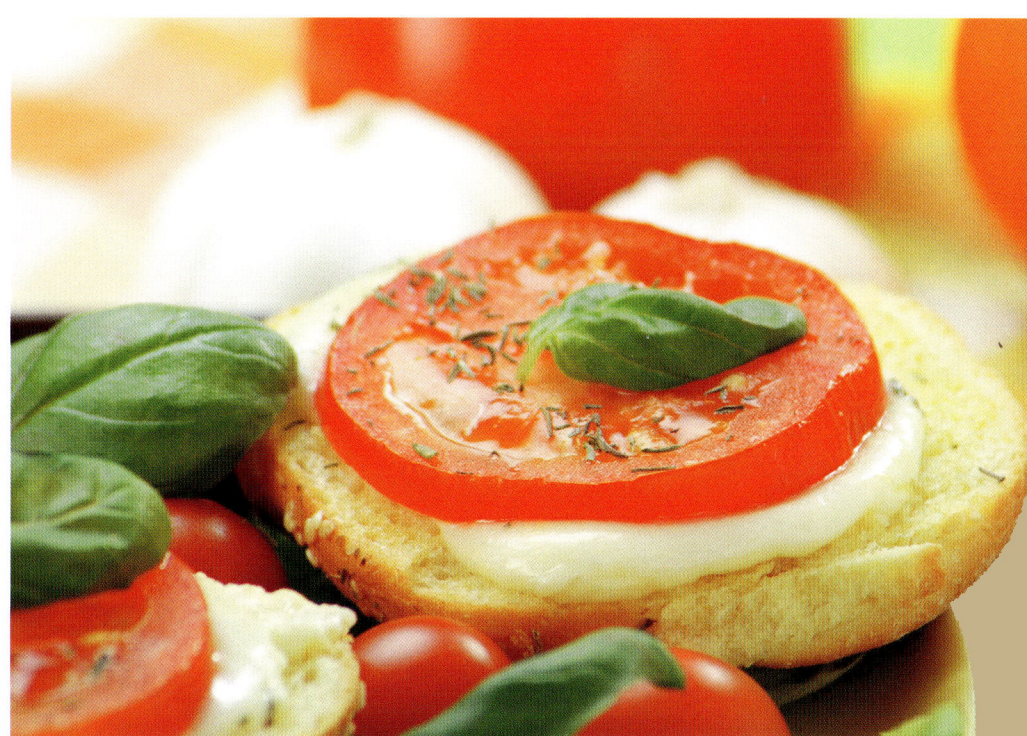

3 Ein Joghurt – am besten mit lebenden Milchsäurebakterien (Probionten), aber wenig Fett und Zucker – eignet sich als kalorienarme, ballaststoffreiche, aber vor allem leckere Zwischenmahlzeit, wenn Sie frisches Obst, eine Handvoll gehackte Nüsse sowie etwas Leinsamen und Milchzucker dazugeben. Damit die enthaltenen Ballaststoffe gut aufquellen können, ist es notwendig und wichtig, dass Sie ¼ Liter Flüssigkeit dazu trinken.

4 Probieren Sie zum Mittagessen ein vegetarisches, ballaststoffreiches Gericht. Eine Gemüseplatte aus Spinat mit wenig saurer Sahne oder Joghurt, jungen Mohrrüben mit reichlich frischem Dill, einer Grilltomate mit Knoblauchwürfelchen und Schnittlauchröllchen und gedünsteten Champignon-Schalotten-Gemüse mit Petersilie. Dazu passt getoastetes Vollkornbrot oder ein Risotto aus Vollkornreis. Über so viele Ballaststoffe, Vitamine und Mineralstoffe, aber wenig Fett freut sich Ihr Magen-Darm-Trakt.

5 Essen Sie zwei- bis dreimal Fisch pro Woche. Nehmen Sie dazu Omega-3-Säure enthaltende Fischsorten, wie z. B. Thunfisch, Aal, Bückling, Lachs, Sardinen oder Makrele.

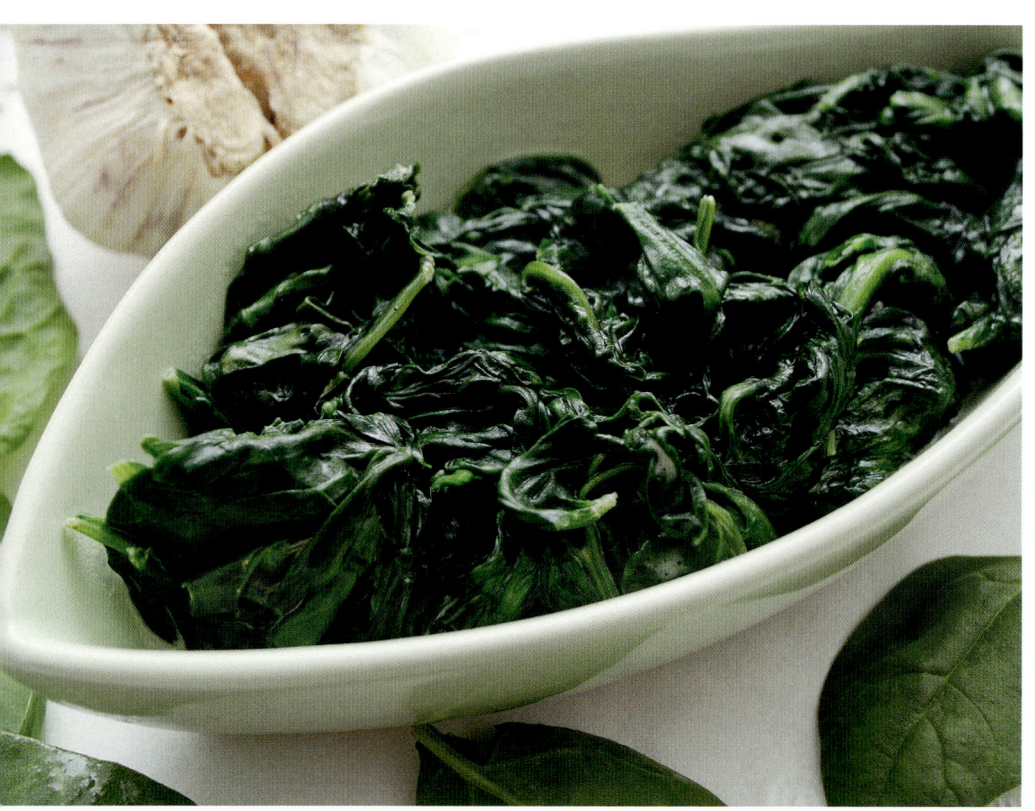

6 Versuchen Sie doch einmal gekochte Roggen-, Weizen-, Dinkel- oder Hirsekörner als Beilage zum Mittag. Die Zubereitung ähnelt der von Reis. Die Garzeit beträgt rund 35 bis 45 Minuten. Mittlerweile sind auch aromatische, leckere Getreidemischungen im Reformhaus erhältlich. Vollkorngetreide ist eine Wohltat für den Darm und versorgt Sie mit den wichtigen Ballaststoffen.

7 Trinken Sie jeden Tag mindestens zwei, besser 2,5 Liter Flüssigkeit. Das sind z. B. 4 Tassen Früchtetee (500 ml), 2 Gläser Tomatensaft, 2 Gläser Kefir (400 ml), 1 Tasse grüner Tee (200 ml) und 1 Flasche Mineralwasser (700 ml). Ihr ganzer Körper wird es Ihnen danken. Im entzündlichen Schub sollten Sie auf Früchtetees, Kaffee, Schwarztee und Säfte von Zitrusfrüchten verzichten!

8 Hülsenfrüchte aß man früher regelmäßig. Heute leider nicht mehr. Dabei sind sie echte Ballaststoffbomben mit reichlich Vitaminen und Mineralstoffen. Dabei sind sie nahezu fettfrei und kalorienarm. Also: Essen Sie regelmäßig leckere Hülsenfruchteintöpfe.

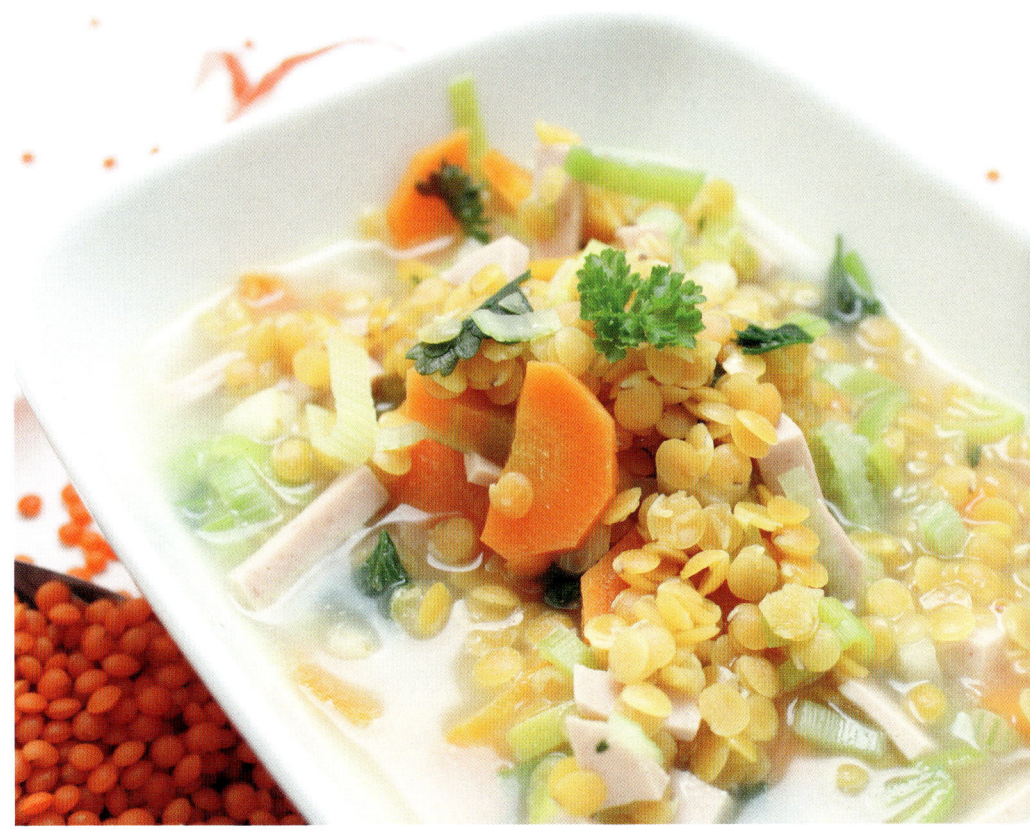

9 Ein Bäckermeister hat einmal zu Recht festgestellt, dass bei Weißbrot, Semmeln oder Graubrot nur der Belag schmeckt. Bei Vollkornbrot aber schmeckt das Brot. Machen Sie sich diesen geschmacklichen Vorteil zunutze und nutzen Sie gleichzeitig den hohen Ballaststoffgehalt für Ihren Darm. Denken Sie daran, 4 bis 5 Scheiben Vollkornbrot decken bereits Ihren Bedarf an Ballaststoffen ab.

10 Milchsäurebakterien sind wichtige Bestandteile einer gesunden Darmflora. Eine gesunde Darmflora schützt den Körper vor krankmachenden Eindringlingen. Um eine gesunde Darmflora aufzubauen, sollten Sie täglich 1 Glas Sauermilchprodukte sowie eine Portion Joghurt mit probiotischen Kulturen, aber wenig Fett und Zucker verzehren. Auch Sauerkraut und Sauerkrautsaft sowie andere milchsaure Gemüse und Kefir bringen die Darmflora auf Touren.

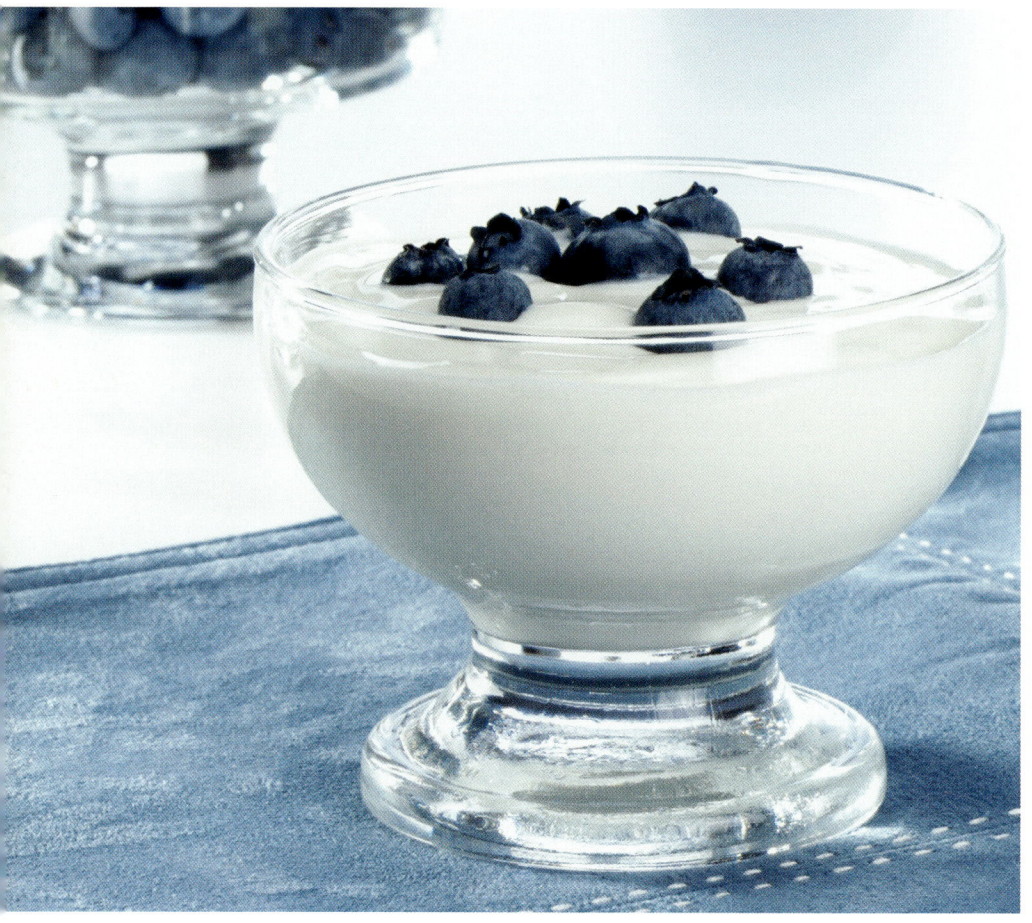

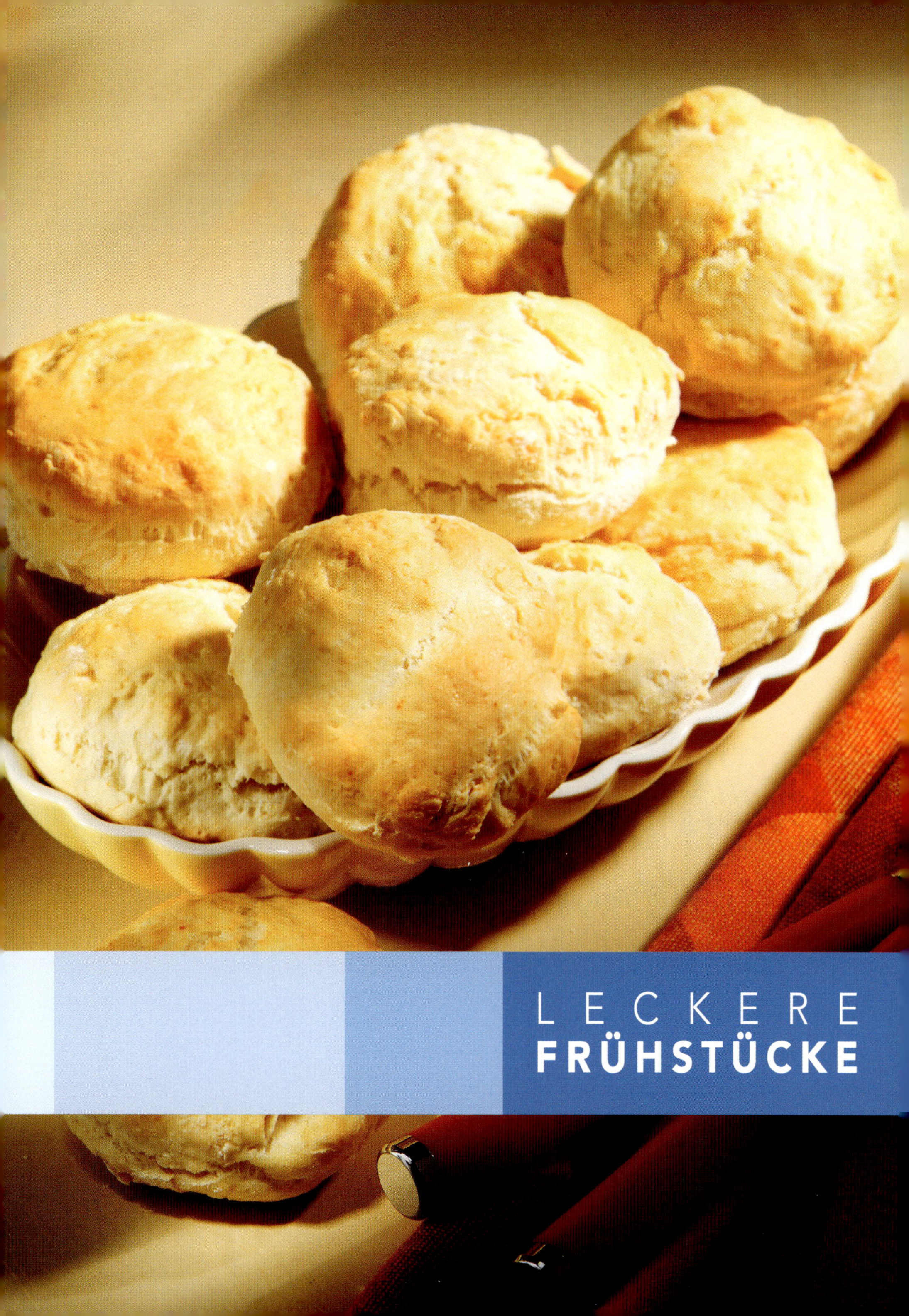

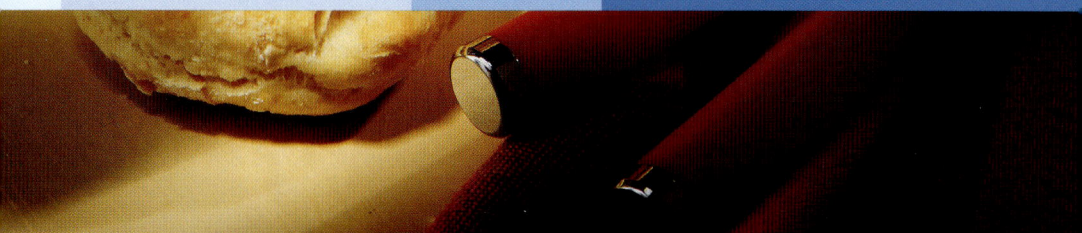

Damit Sie einen guten Start in den Tag haben, ist es wichtig, ein vollwertiges, ballaststoffreiches und genussvolles Frühstück ohne Stress zu sich zu nehmen. Vollkornbrötchen, Vollkornbrot oder ein leckeres Müsli mit frischem Obst und Joghurt mit lebenden Milchsäurebakterien fördern die Darmflora, so dass die Abwehrkraft gestärkt wird, und versorgen den ganzen Körper mit Vitaminen, Mineralstoffen und sekundären Pflanzenstoffen für einen aktiven Tag. Also: Frühstücke wie ein Kaiser ...

Und denken Sie daran, dass Sie ausreichend zum Frühstück trinken.

Scones

gut vorzubereiten

Zutaten für ca. 12 Stück
2 EL Rapsöl, zusätzlich etwas Öl zum Fetten des Blechs
250 g Mehl, Typ 405
4 TL Backpulver
1 Prise fluoridiertes Jodsalz mit Folsäure
125 ml Milch, 1,5 % Fett, zusätzlich etwas Milch zum Einpinseln
4 EL Wasser

Zubereitungszeit: 20 Minuten
Garzeit: 10–12 Minuten

Zubereitung

Backofen auf 210 °C (Ober- und Unterhitze) vorheizen.

Ein Backblech mit etwas Öl einpinseln. Mehl, Backpulver und Salz in eine Schüssel sieben, Öl hinzufügen und mit den Fingerspitzen mit dem Mehl verreiben.

Eine Vertiefung in die Mitte drücken. Milch und Wasser mischen und fast die gesamte Mischung zufügen. Dann die Zutaten mit einem Messer mit breiter Klinge zu einem weichen Teig verarbeiten. Nach Bedarf mehr Flüssigkeit zufügen.

Den Teig auf eine leicht bemehlte Arbeitsfläche geben. Den Teig kurz durchkneten, bis er bindet. Dann 1,5 cm dick ausrollen.

Mit einer bemehlten, runden Ausstechform von 5 cm Durchmesser den Teig ausstechen und auf das Backblech legen. Mit Milch einpinseln. Die Scones in 10–12 Minuten goldbraun backen.

Eine Portion enthält:

99 Kilokalorien/413 Kilojoule

2 g Eiweiß

3 g Fett

16 g Kohlenhydrate

1 g Ballaststoffe

0,3 mg Zink

0 g Omega-3-Fettsäuren

Tipps & Hinweise

Scones sollten nur wenig und kurz geknetet werden; sie werden sonst zäh. Auch bei süßen Scones gehört eine Prise Salz in den Teig, um den Geschmack abzurunden.

Probieren Sie die Scones auch einmal mit Rosinen oder gehackten Trocken-aprikosen. Für herzhafte Scones geben Sie einfach etwas geriebenen Käse oder frisch gehackte Kräuter in den Teig.

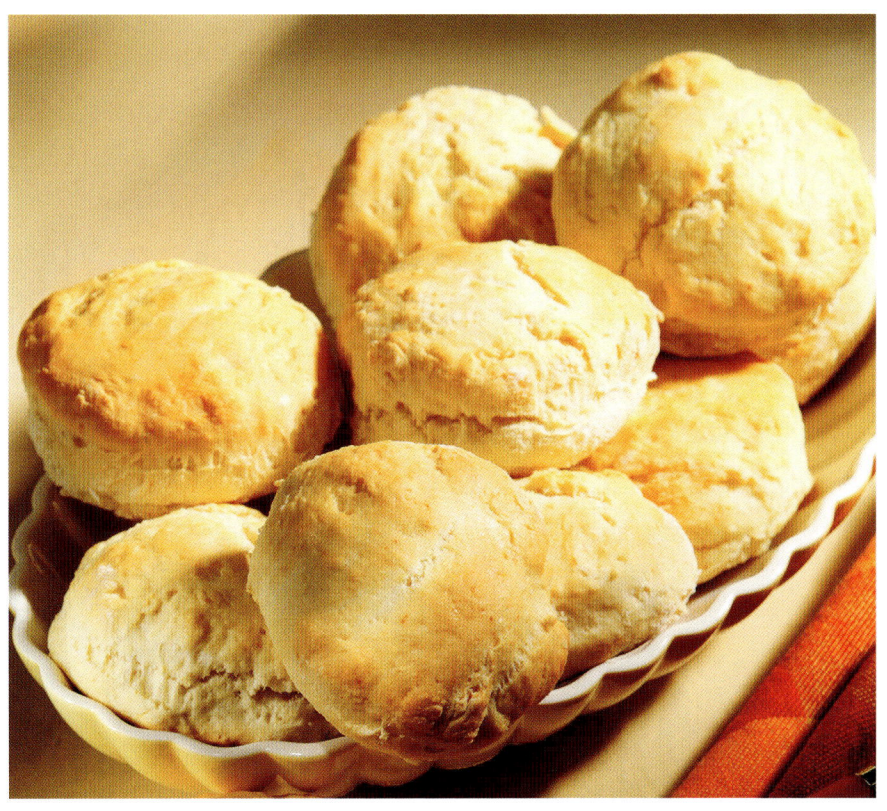

Frühstückscrêpes mit Erdbeerquark

gelingt leicht

Zutaten für 2 Portionen

Für die Crêpes:

100 g Mehl, Typ 405

⅛ l Milch, 1,5 % Fett

1 TL Rapsöl

2 Eier

1 Prise fluoridiertes Jodsalz mit Folsäure

1 EL Rapsöl (zum Backen der Crêpes)

Für den Erdbeerquark:

100 g Erdbeeren

½ Becher Magerquark (ca. 125 g)

kohlensäurehaltiges Mineralwasser

1 EL Honig

2 EL Haferflocken

Zubereitungszeit: 15 Minuten
Ruhezeit: 20 Minuten
Garzeit: ca. 5 Minuten

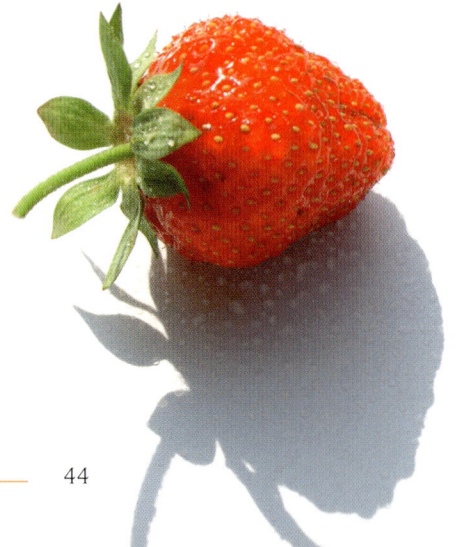

Zubereitung

Mehl in eine Schüssel sieben. Milch, Öl, Eier und Salz dazugeben und mit dem Schneebesen des Handrührgerätes zu einem glatten Teig verrühren. Den Teig ca. 20 Minuten ruhen lassen.

Erdbeeren waschen, trocknen, Stiele entfernen und in kleine Stücke schneiden. Quark und einen Schuss Mineralwasser mit einem Schneebesen cremig rühren. Mit dem Honig süßen, die Haferflocken und die Erdbeerstücke vorsichtig unterheben.

In einer beschichteten Pfanne das Öl portionsweise erhitzen und dünne Crêpes goldbraun backen.

Crêpes etwas auskühlen lassen und mit dem Erdbeerquark füllen, gleich servieren.

Eine Portion enthält:

511 Kilokalorien/2136 Kilojoule

25 g Eiweiß

19 g Fett

58 g Kohlenhydrate

4 g Ballaststoffe

2,5 mg Zink

0 g Omega-3-Fettsäuren

Tipps & Hinweise

Wer auf kohlensäurehaltige Getränke empfindlich reagiert, kann statt Mineralwasser auch Milch verwenden.

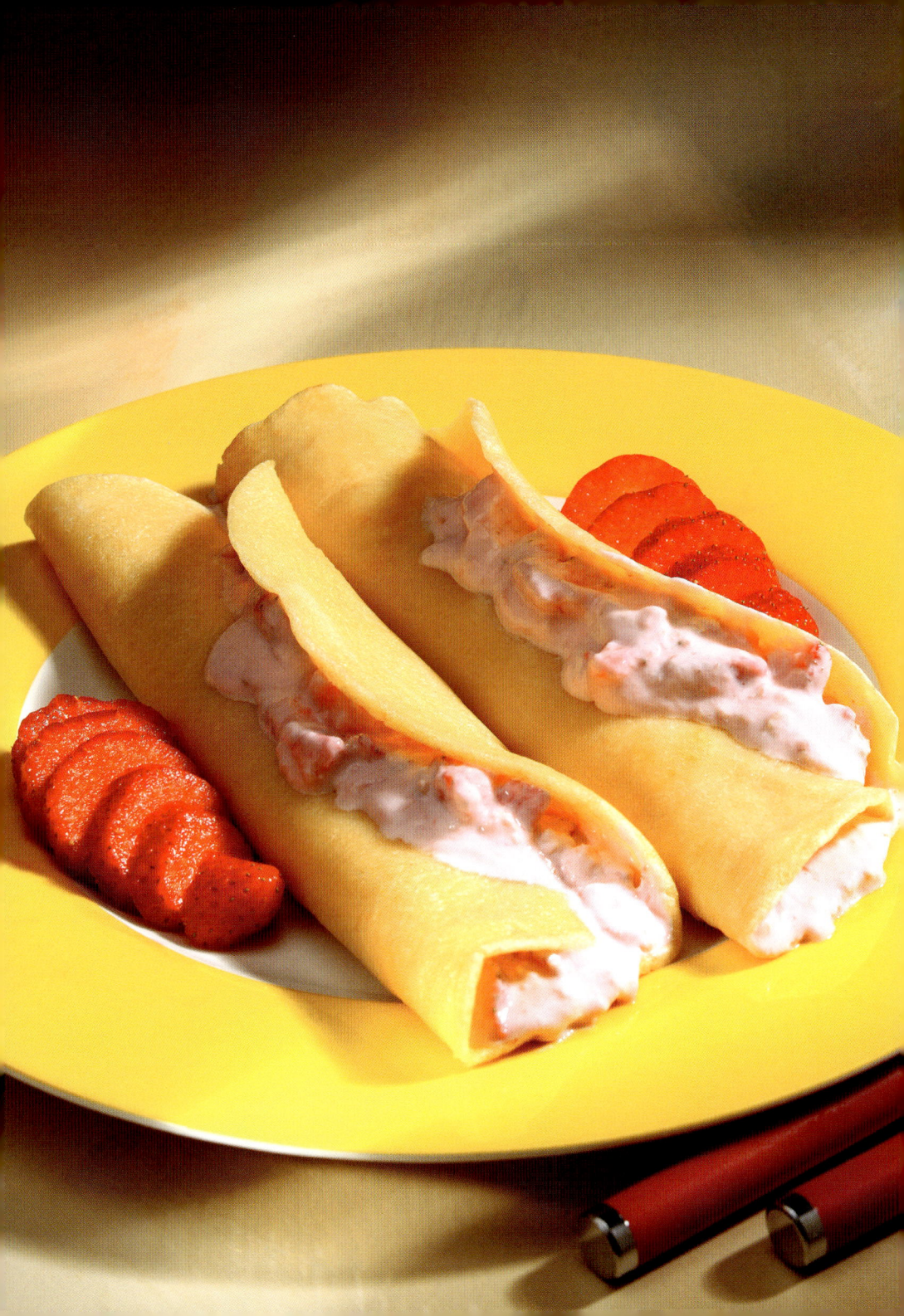

Sesambrötchen

gut vorzubereiten

Zutaten für ca. 9 Stück

1 Pck. Magerquark (250 g)

2 Eier

2 EL Honig

1 Prise fluoridiertes Jodsalz mit Folsäure

250 g Mehl, Typ 405

1 Pck. Backpulver

2 EL Sesamsaat

Zubereitungszeit: 15 Minuten
Backzeit: ca. 15 Minuten

Ein Brötchen enthält:

177 Kilokalorien/738 Kilojoule

9 g Eiweiß

4 g Fett

25 g Kohlenhydrate

2 g Ballaststoffe

1,1 mg Zink

0 g Omega-3-Fettsäuren

Tipps & Hinweise

Je nach Verträglichkeit können Sie auch andere Samen bzw. Körner auf die Brötchen verteilen. Lecker schmecken z. B. Kürbiskerne, Sonnenblumenkerne oder Leinsamen.

Wer auf Honig Unverträglichkeiten entwickelt, kann stattdessen auch etwas flüssigen Süßstoff einsetzen.

Zubereitung

Backofen auf 200 °C (Ober- und Unterhitze) vorheizen.

Quark, Eier, Honig und Salz in eine Schüssel geben und mit den Schneebesen des Handrührgerätes verrühren. Mehl und Backpulver mischen. Zuerst mit den Schneebesen und zum Schluss mit den Knethaken des Handrührgerätes portionsweise unterkneten.

Mit 2 Esslöffeln ca. 9 Teighäufchen auf ein mit Backpapier ausgelegtes Backblech setzen, Sesam auf die Brötchen verteilen und mit leicht bemehlten Händen die Körner etwas andrücken.

Im Ofen ca. 15 Minuten backen.

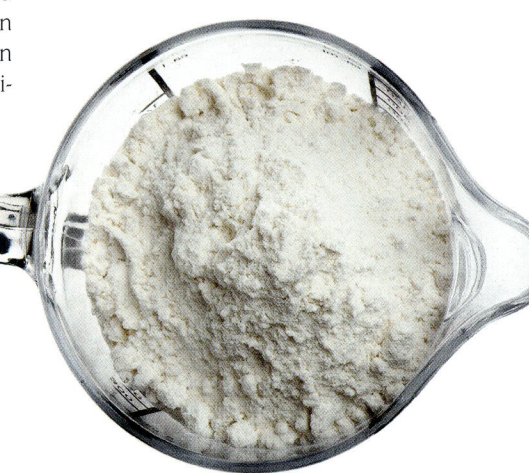

Körniger Pfirsichfrischkäse

geht schnell

Zutaten für 2 Portionen

3 Pfirsichhälften, aus der Dose

1 Becher körniger Frischkäse (200 g)

1 EL flüssiger Honig (z. B. Akazie)

Zubereitungszeit: 5 Minuten

Zubereitung

Pfirsichhälften gut abtropfen lassen und in kleine Würfel schneiden.

Frischkäse mit Honig verrühren und Pfirsichwürfel daruntermischen.

Tipps & Hinweise

Wer auf Honig Unverträglichkeiten entwickelt, kann stattdessen auch etwas flüssigen Süßstoff einsetzen.

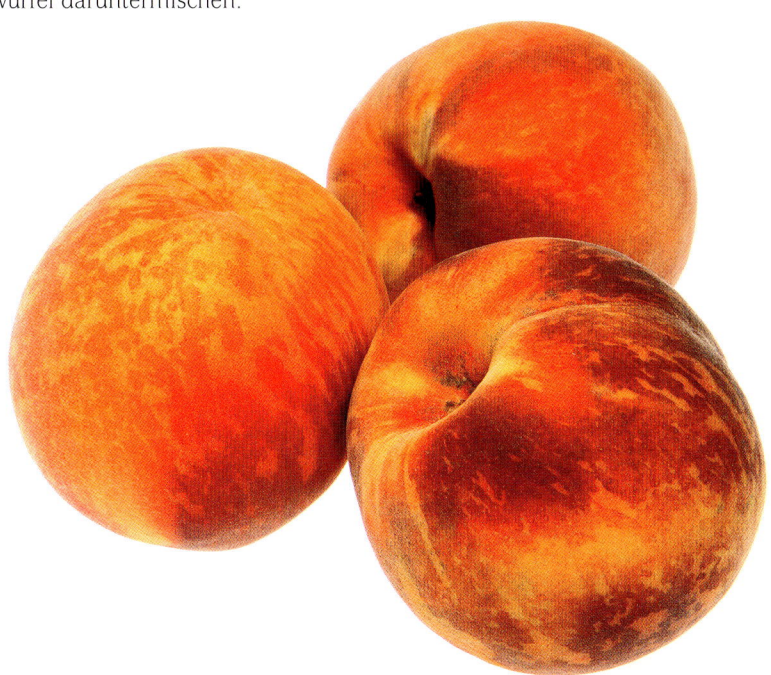

47

Krabbenrührei

gelingt leicht

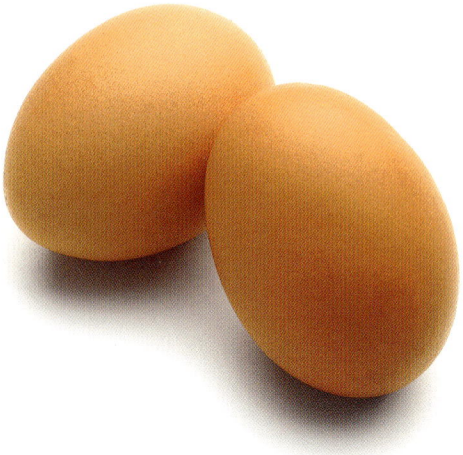

Zutaten für 2 Portionen

4 Eier

fluoridiertes Jodsalz mit Folsäure

Pfeffer

½ Bund Dill

1 TL Rapsöl

100 g Nordseekrabben

**Zubereitungszeit: 10 Minuten
Garzeit: ca. 5 Minuten**

Zubereitung

Eier in eine kleine Schüssel aufschlagen, mit Salz und Pfeffer würzen und mit einer Gabel kräftig verquirlen.

Dill waschen, trocknen und fein hacken.

Öl in einer beschichteten Pfanne erhitzen und Eier dazugeben. Bei mittlerer Hitze mit einem Pfannenwender zusammenschieben, bis das Ei gestockt ist. Krabben zum Ei geben und kurz erhitzen. Mit Dill bestreut servieren.

Eine Portion enthält:

259 Kilokalorien/1083 Kilojoule

25 g Eiweiß

17 g Fett

1 g Kohlenhydrate

0 g Ballaststoffe

2,7 mg Zink

0 g Omega-3-Fettsäuren

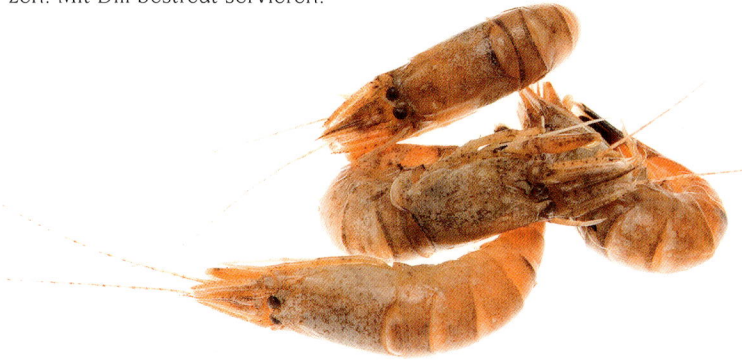

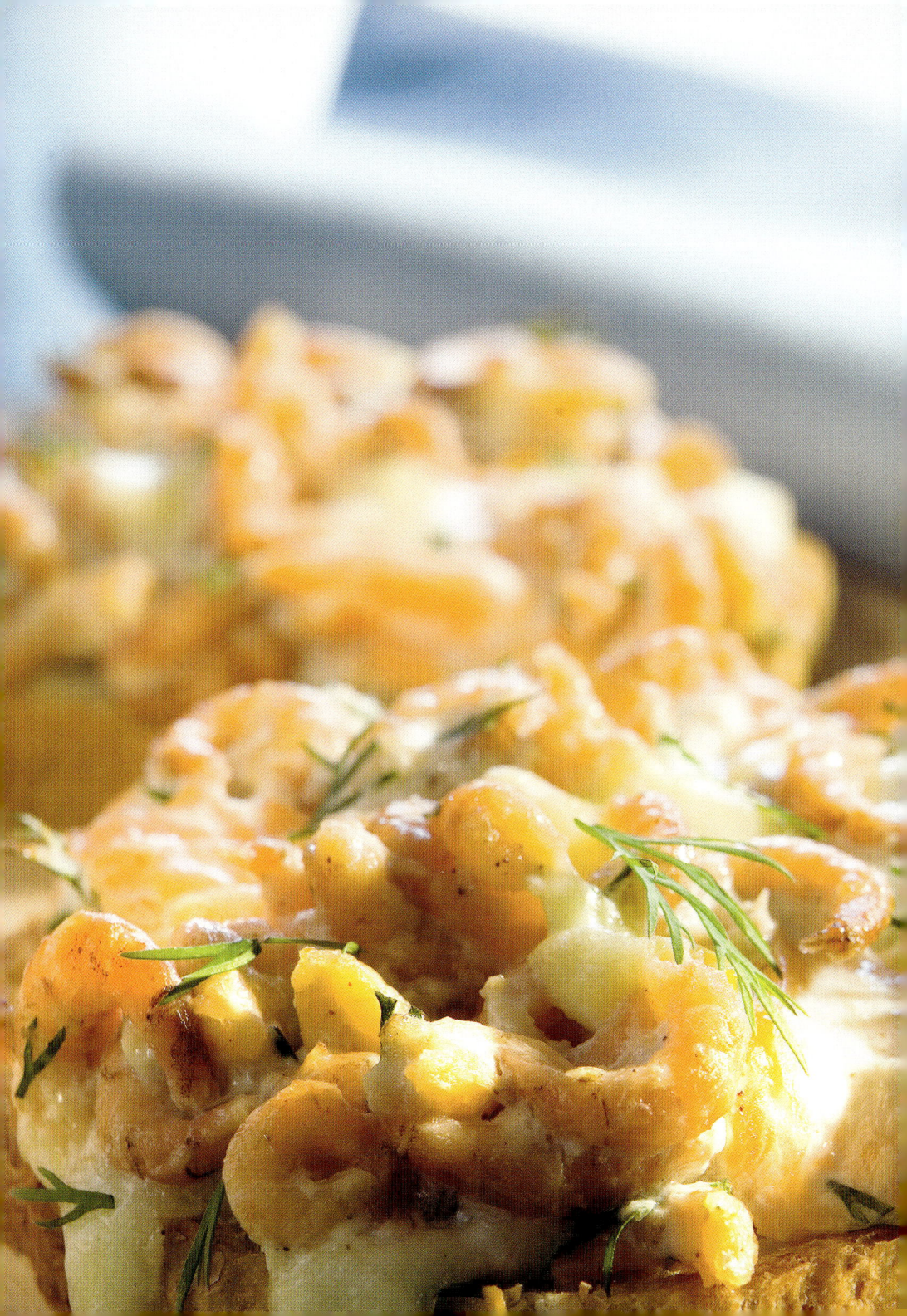

Gefüllte Grapefruit

preiswert

Zutaten für 2 Portionen

1 rosa Grapefruit

1 Stiel Pfefferminze

kohlensäurehaltiges Mineralwasser

1 Pck. Magerquark (250 g)

1 TL Honig

Zubereitungszeit: 15 Minuten

Zubereitung

Grapefruit halbieren. Filets mit einem Grapefruitmesser herauslösen, Trennhäute herausschneiden. 2 Grapefruitfilets zur Seite legen. Pfefferminze waschen, trocknen und die Blättchen in feine Streifen schneiden.

Quark, ein Schuss Mineralwasser und Honig mit einem Schneebesen cremig rühren. Pfefferminzstreifen und Grapefruitfilets unterrühren und in die Grapefruithälften füllen. Mit restlichen Filets garniert servieren.

Eine Portion enthält:

166 Kilokalorien/694 Kilojoule

18 g Eiweiß

0 g Fett

18 g Kohlenhydrate

1 g Ballaststoffe

1 mg Zink

0 g Omega-3-Fettsäuren

Tipps & Hinweise

Wer auf Honig Unverträglichkeiten entwickelt, kann stattdessen auch etwas flüssigen Süßstoff einsetzen.

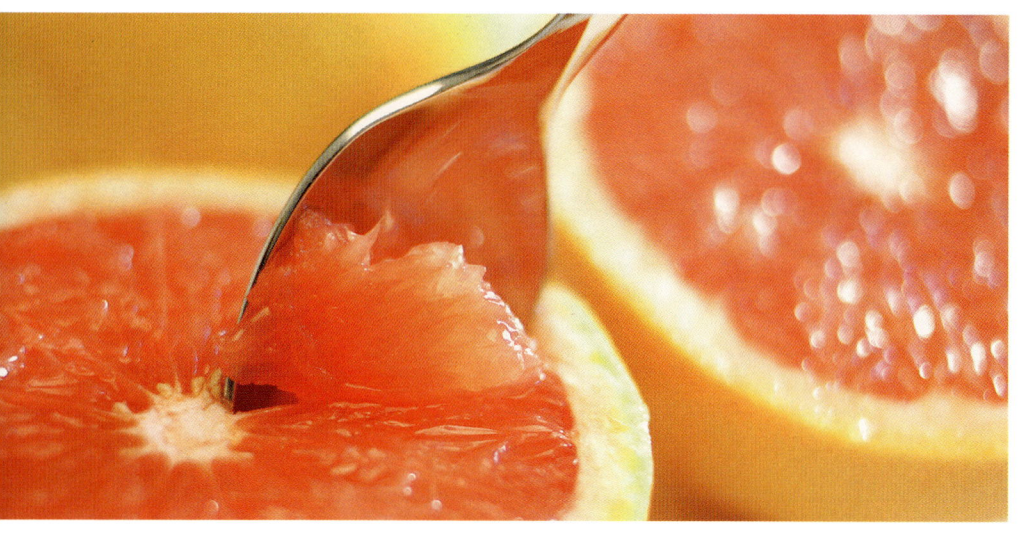

Honigmelone mit Zitronendip

gelingt leicht

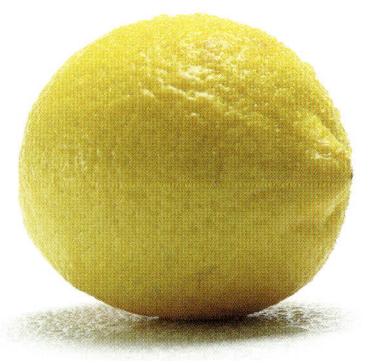

Zutaten für 2 Portionen

1 EL Kresse
1 Becher Naturjoghurt, 1,5 % Fett
fluoridiertes Jodsalz mit Folsäure
Pfeffer
1 Bio-Zitrone
½ Honigmelone

Zubereitungszeit: 15 Minuten

Zubereitung

Kresse waschen und trocknen. Joghurt in eine kleine Schüssel geben und mit Salz, Pfeffer und Kresse abschmecken. Zitrone heiß waschen, Schale abreiben und Saft auspressen. Schale und Saft zum Joghurt geben und evtl. nochmals würzen.

Honigmelone entkernen und Fruchtfleisch in schmale Spalten schneiden. Anrichten und mit dem Zitronendip servieren.

Eine Portion enthält:

95 Kilokalorien/397 Kilojoule
2 g Eiweiß
6 g Fett
16 g Kohlenhydrate
1 g Ballaststoffe
0,4 mg Zink
0 g Omega-3-Fettsäuren

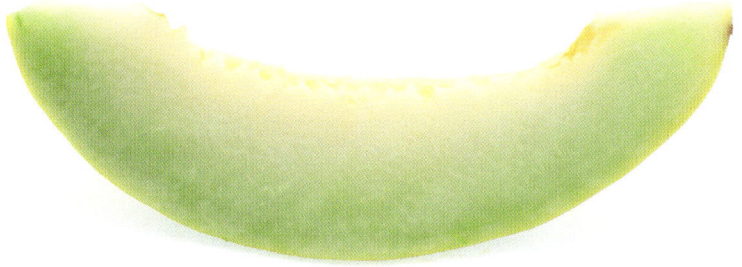

Bananenmüsli mit Vanillejoghurt

gelingt leicht

Zutaten für 2 Portionen

1 EL Walnussöl

4 EL Mehrkornflocken

1 Banane

1 EL Zitronensaft

½ Vanilleschote

2 Becher Naturjoghurt, 1,5 % Fett

1 EL flüssiger Honig (z. B. Akazie)

Zubereitungszeit: 15 Minuten
Garzeit: ca. 3 Minuten

Zubereitung

Öl in einer beschichteten Pfanne erhitzen und die Flocken darin unter Wenden rösten.

Banane schälen und in schmale Scheiben schneiden, sofort mit Zitronensaft beträufeln.

Vanilleschote der Länge nach halbieren und das Mark herauskratzen.

Joghurt in eine kleine Schüssel geben, Vanillemark und Honig dazugeben und gut verrühren.

Flocken und Bananenscheiben unter das Joghurt mischen und sofort servieren.

Eine Portion enthält:

294 Kilokalorien/1229 Kilojoule

8 g Eiweiß

12 g Fett

37 g Kohlenhydrate

2 g Ballaststoffe

1,5 mg Zink

0 g Omega-3-Fettsäuren

Tipps & Hinweise

Wer auf Honig Unverträglichkeiten entwickelt, kann stattdessen auch etwas flüssigen Süßstoff einsetzen.

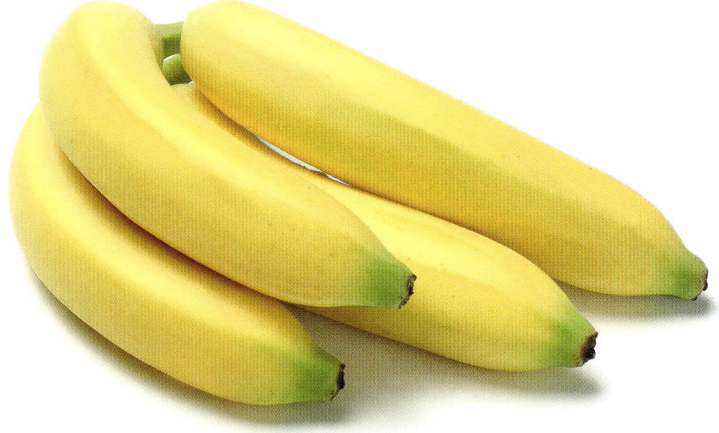

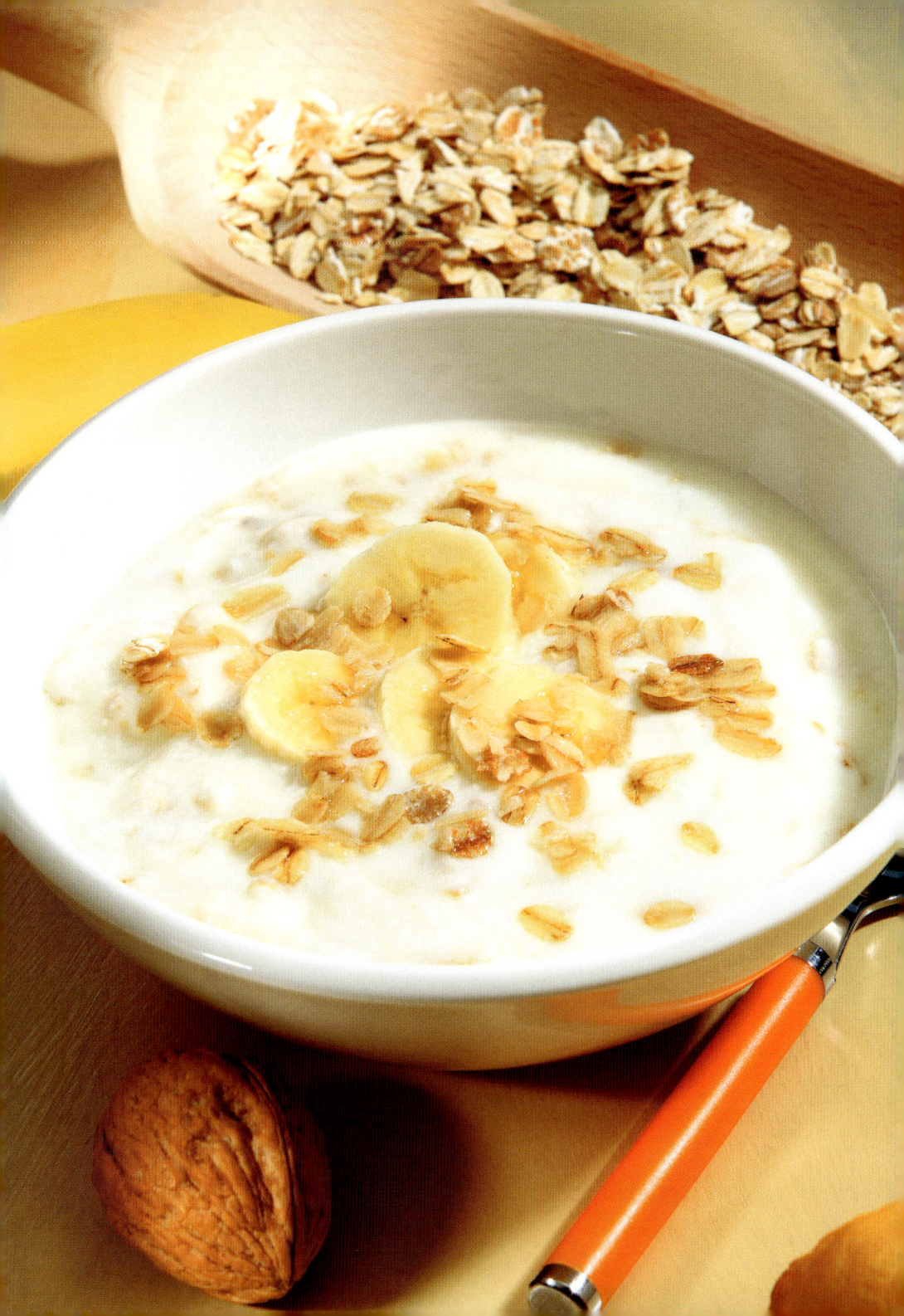

Zitrussalat mit Honig-Zimt-Marinade

gelingt leicht

Zutaten für 2 Portionen

2 Orangen

1 Grapefruit

4 frische Ananasringe

2 EL Zitronensaft

1 EL flüssiger Honig (z. B. Akazie)

½ TL Zimt

Zubereitungszeit: 15 Minuten

Eine Portion enthält:

227 Kilokalorien/949 Kilojoule

3 g Eiweiß

1 g Fett

46 g Kohlenhydrate

5 g Ballaststoffe

0,7 mg Zink

0 g Omega-3-Fettsäuren

Tipps & Hinweise

Wer auf Honig Unverträglichkeiten entwickelt, kann stattdessen auch etwas flüssigen Süßstoff einsetzen.

Zubereitung

Orange und Grapefruit so schälen, dass die weiße Haut vollständig entfernt wird. Orange und Grapefruit in Scheiben schneiden. Ananasringe schälen und die harte Mitte herausschneiden. Zitronensaft, Honig und Zimt verrühren.

Früchte auf einem Teller anrichten. Marinade darübergießen.

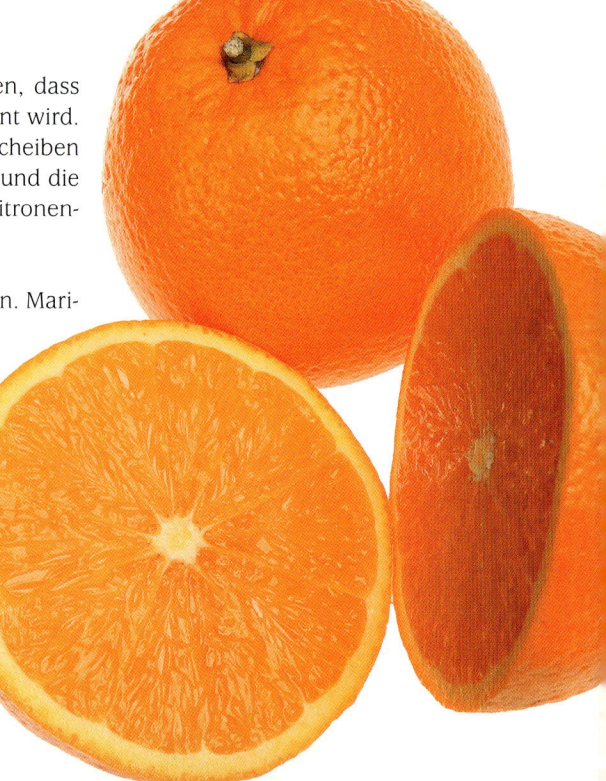

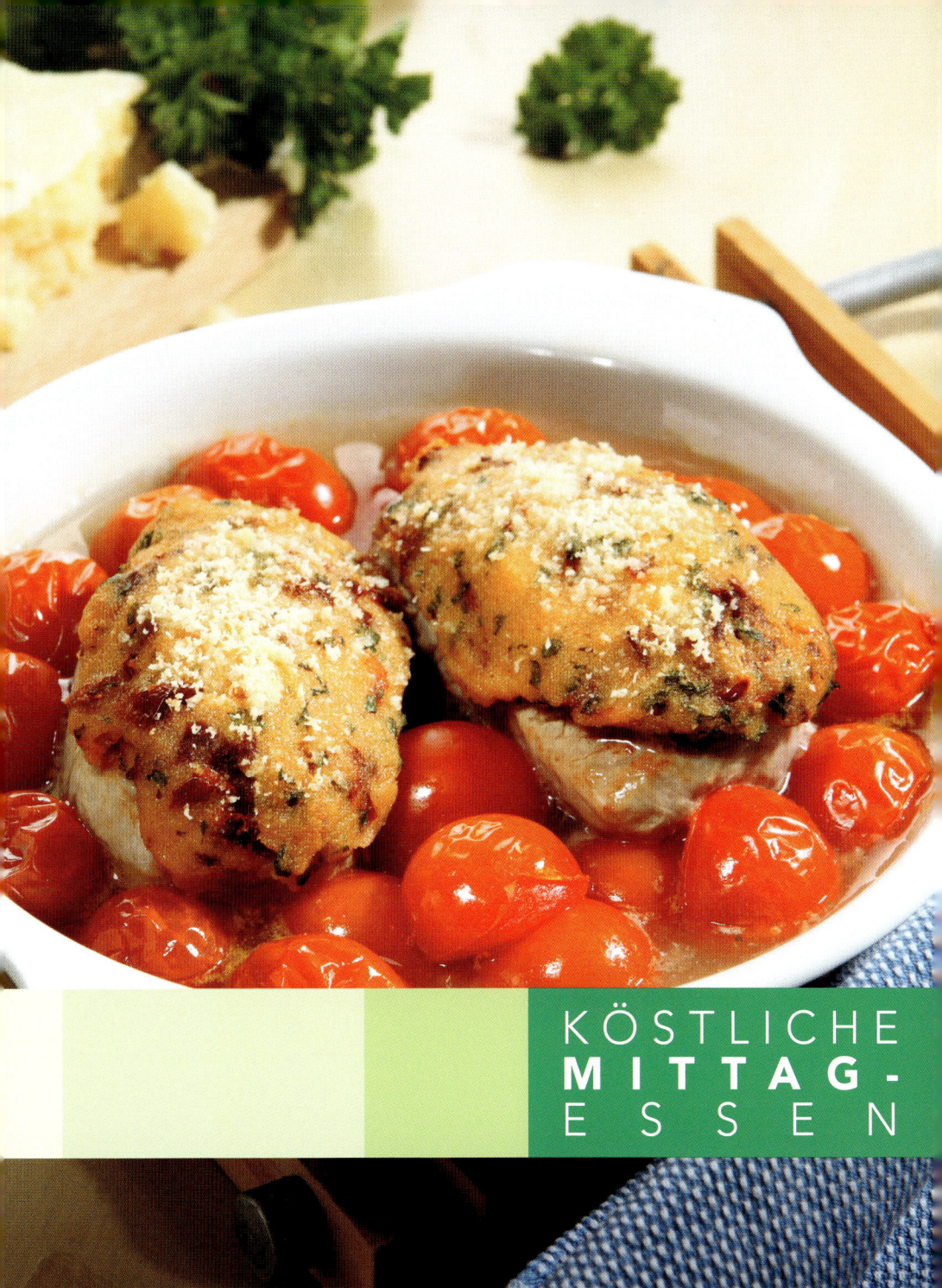

Es muss nicht immer Fleisch sein. Genießen Sie unsere herzhaften Alternativen zu Fleisch, die den Darm nicht überlasten. Ein leckeres vegetarisches Gericht ist eine wahre Vitamin-, Mineralstoff- und Ballaststoffbombe. Auch Fischgerichte sind köstlich und versorgen Sie zudem mit den wichtigen Omega-3-Fettsäuren.

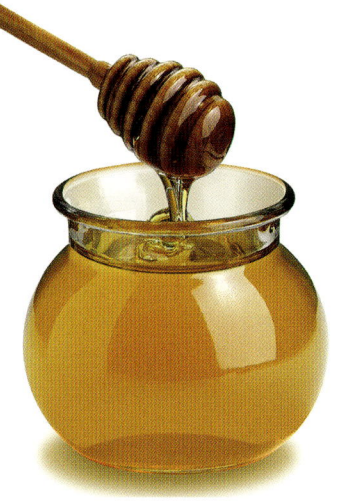

Schinkenpralinen mit Honig-Senf-Dip

gut vorzubereiten

Zutaten für 2 Portionen
2 gehäufte EL Frischkäse (50 g)
1 EL Naturjoghurt, 1,5 % Fett
fluoridiertes Jodsalz mit Folsäure
Pfeffer
1 TL geh. Petersilie
2 große dünne Scheiben gekochter Schinken
1 EL flüssiger Honig
1 EL mittelscharfer Senf
Zubereitungszeit: 15 Minuten

Zubereitung

Frischkäse mit Joghurt glatt rühren und mit Salz, Pfeffer und Petersilie würzig abschmecken. Masse in einen kleinen Spritzbeutel füllen.

Schinkenscheiben halbieren, danach vierteln und auf jedes Schinkenstück eine kleine Portion Frischkäsemasse spritzen. Schinkenränder umklappen und zu Pralinen formen.

Honig, Senf und Gewürze zu einem Dip verrühren und zusammen mit den Pralinen servieren.

Tipps & Hinweise

Wer auf Honig Unverträglichkeiten entwickelt, verwendet statt eines Esslöffels Honig die gleiche Menge Naturjoghurt und süßt nach Bedarf mit etwas flüssigem Süßstoff.

Eine Portion enthält:

191 Kilokalorien/798 Kilojoule

12 g Eiweiß

11 g Fett

9 g Kohlenhydrate

0 g Ballaststoffe

0,8 mg Zink

0 g Omega-3-Fettsäuren

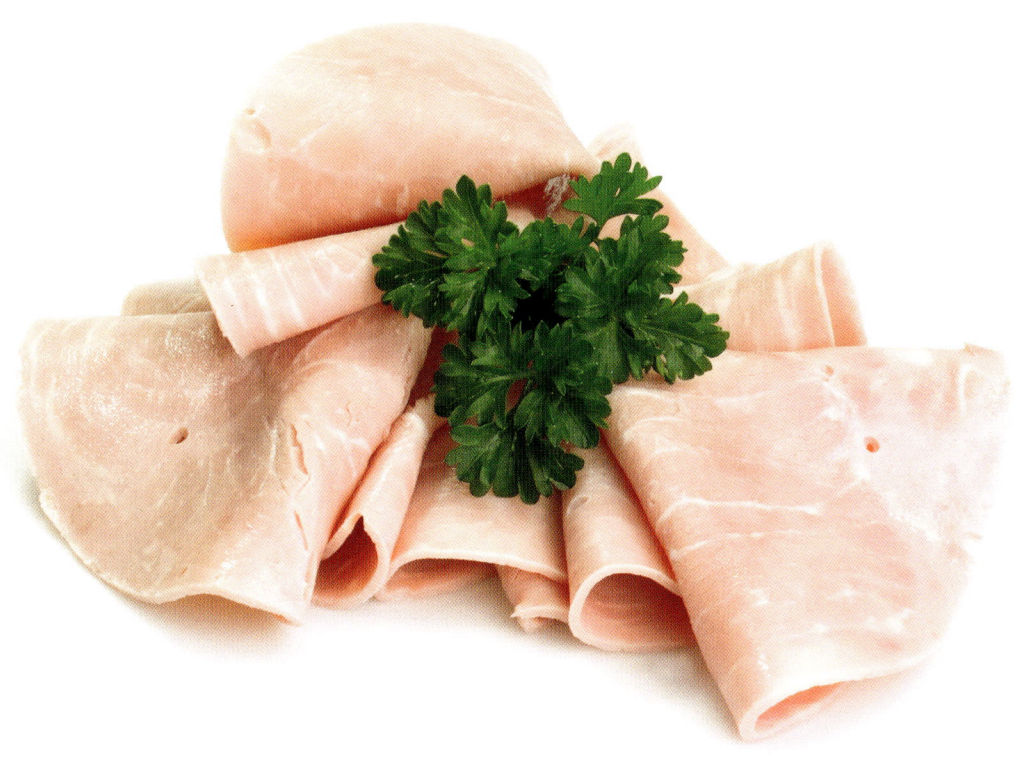

Lachscrostini

gelingt leicht

Zutaten für 2 Portionen

1 EL Mandelblättchen

1 Stück Staudensellerie (ca. 50 g)

1 kleines, frisches Lachsfilet, Sushiqualität (ca. 100 g)

½ EL Zitronensaft

fluoridiertes Jodsalz mit Folsäure

Pfeffer

1 EL Olivenöl

4 Scheiben Ciabatta

etwas Basilikum

Zubereitungszeit: 20 Minuten
Marinierzeit: 10 Minuten

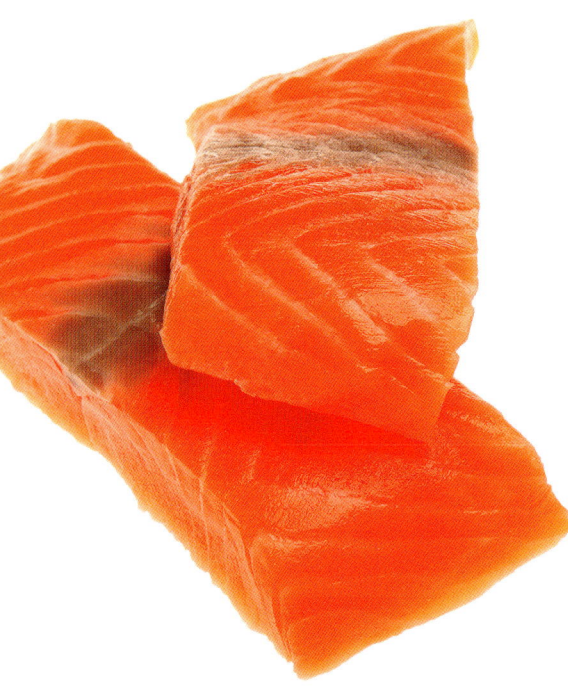

Zubereitung

Mandelblättchen in einer beschichteten Pfanne ohne Fettzugabe goldbraun rösten.

Staudensellerie waschen, putzen und in dünne Scheiben schneiden.

Lachsfilet in ½ cm kleine Würfel schneiden. Zitronensaft, Salz, Pfeffer und Olivenöl mischen, Lachs und Sellerie darin 10 Minuten marinieren.

Die Brotscheiben kurz toasten. Basilikumblätter und Mandelblättchen unter den Lachs mischen und auf den Brotscheiben verteilen.

Eine Portion enthält:

266 Kilokalorien/1112 Kilojoule

13 g Eiweiß

17 g Fett

15 g Kohlenhydrate

2 g Ballaststoffe

0,8 mg Zink

0,5 g Omega-3-Fettsäuren

Tipps & Hinweise

Lachs ist wie Hering reich an Omega-3-Fettsäuren. Diese hochungesättigten Fettsäuren hemmen Entzündungen und wirken sich positiv bei CED aus.

Radicchio mit Käsedressing

für Gäste

Zutaten für 2 Portionen

1 mittlerer Radicchio (ca. 130 g)

1 Zweig Thymian

2 EL saure Sahne

1 Stück Roquefort (ca. 30 g)

fluoridiertes Jodsalz mit Folsäure

Pfeffer

1 EL Olivenöl

1 EL flüssiger Honig (z. B. Akazie)

2 EL Balsamicoessig

**Zubereitungszeit: 15 Minuten
Garzeit: ca. 4 Minuten**

Eine Portion enthält:

185 Kilokalorien/773 Kilojoule

5 g Eiweiß

14 g Fett

9 g Kohlenhydrate

1 g Ballaststoffe

0,6 mg Zink

0 g Omega-3-Fettsäuren

Tipps & Hinweise

Wer auf Honig Unverträglichkeiten entwickelt, kann stattdessen auch etwas flüssigen Süßstoff einsetzen. Beachten Sie jedoch, dass sich mit Süßstoff kein Karamell herstellen lässt.

Zubereitung

Radicchio waschen, putzen, vierteln, danach achteln und trocknen. Thymian waschen und trocknen.

Aus Sahne, Käse, Salz und Pfeffer ein Dressing herstellen.

Öl in einer beschichteten Pfanne erhitzen, Honig, Radicchiostücke und Thymianzweig dazugeben und ca. 2 Minuten von beiden Seiten braten und hell karamellisieren lassen. Mit Essig ablöschen. Den Radicchio mit Salz und Pfeffer würzen.

Den heißen Radicchio auf zwei Tellern verteilen und mit dem Dressing beträufeln.

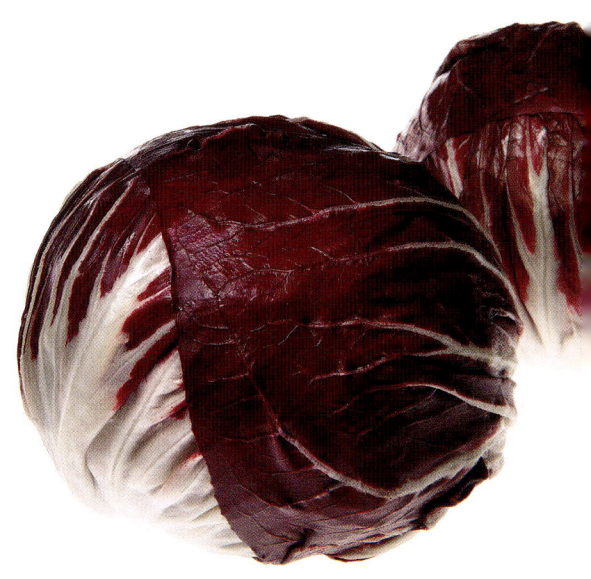

Kartoffel-Makrelen-Eintopf

gelingt leicht

Zutaten für 2 Portionen

2 Kartoffeln (ca. 200 g)

2 Karotten (ca. 200 g)

1 EL Rapsöl

400 ml Gemüsebrühe

4 EL Kondensmilch, 7,5 % Fett

fluoridiertes Jodsalz mit Folsäure

Pfeffer

2 Makrelenfilets (à 130 g)

2 Zweige Thymian

Zubereitungszeit: 20 Minuten
Garzeit: ca. 25 Minuten

Zubereitung

Kartoffeln und Karotten waschen, schälen und in gleichgroße Würfel schneiden.

Die Hälfte des Öls in einem Topf erhitzen und die Gemüsewürfel darin andünsten, mit Gemüsebrühe und Kondensmilch ablöschen und aufkochen lassen. Eintopf zugedeckt 20 Minuten kochen lassen und mit Salz und Pfeffer würzen.

Fischfilets waschen, trocknen und in 4 gleichgroße Teile schneiden. Restliches Öl in einer beschichteten Pfanne erhitzen, die Fischstücke darin goldgelb anbraten. Kurz vor Ende der Garzeit gewaschenen Thymian dazugeben und mit Salz und Pfeffer würzen.

Eintopf mit gebratenen Makrelenstücken servieren.

Eine Portion enthält:

511 Kilokalorien/2136 Kilojoule

36 g Eiweiß

29 g Fett

25 g Kohlenhydrate

7 g Ballaststoffe

2,2 mg Zink

2,6 g Omega-3-Fettsäuren

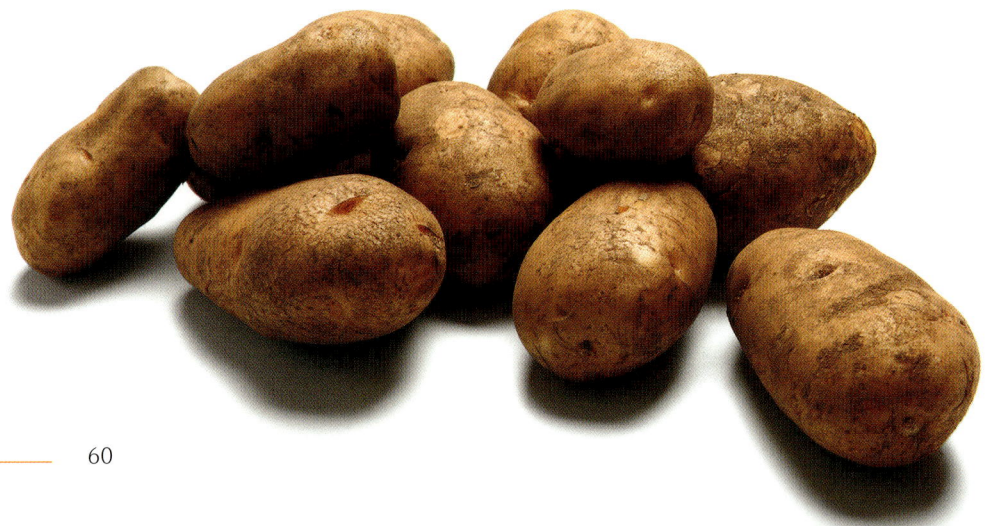

Broccolisuppe „Asia"

exotisch

Zutaten für 2 Portionen

2 Portionen Broccoli (250 g)
1 TL Rapsöl
Curry
½ TL Garam masala
300 ml Gemüsebrühe
200 ml Kokosmilch
fluoridiertes Jodsalz mit Folsäure
Pfeffer

Zubereitungszeit: 10 Minuten
Garzeit: ca. 10 Minuten

Zubereitung

Broccoli waschen, putzen und in kleine Röschen schneiden. Stiele schälen und in Stücke schneiden.

Öl in einem kleinen Topf erhitzen, Curry und Garam masala darin anbraten, Broccoli hinzufügen und mit Gemüsebrühe und Kokosmilch ablöschen. Salz und Pfeffer hinzufügen und ca. 8 Min. zugedeckt köcheln lassen.

Eine Portion enthält:

103 Kilokalorien/431 Kilojoule

7 g Eiweiß

4 g Fett

9 g Kohlenhydrate

4 g Ballaststoffe

1,1 mg Zink

0 g Omega-3-Fettsäuren

Tipps & Hinweise

Garam masala (heißes Gewürz) ist eine Mischung von meist gemahlenen Gewürzen zur Zubereitung von Currys in der indischen Küche. Es eignet sich auch hervorragend für jede Art von asiatischen Suppen, Soßen und Dips. Die traditionellen Mischungen enthalten meist Kardamom, Zimt, Gewürznelken, Pfeffer und Kreuzkümmel.

Erhältlich ist Garam masala in gut sortierten Supermärkten in der Gewürz- bzw. Exotenabteilung.

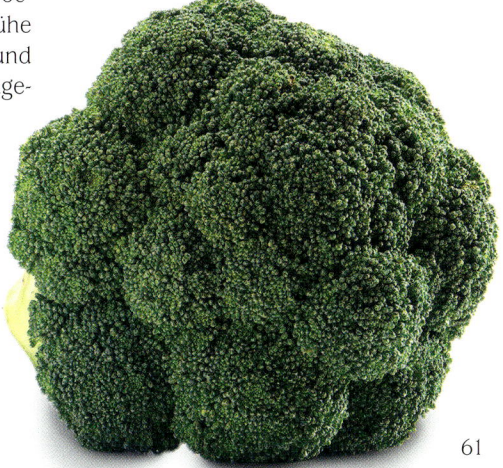

Hühnerbouillon mit Gemüsestreifen

gut vorzubereiten

Zutaten für 2 Portionen

1 Stück Sellerie (60 g)

1 kleine Karotte (60 g)

4 Zweige Petersilie

1 Hähnchenkeule

1 kleines Lorbeerblatt

½ TL Pfefferkörner

fluoridiertes Jodsalz mit Folsäure

Pfeffer

**Zubereitungszeit: 25 Minuten
Garzeit: 1,5 Stunden**

Zubereitung

Sellerie und Karotte gründlich waschen, schälen (Schale aufbewahren) und Gemüse in feine Streifen schneiden. Petersilie waschen, trocknen und die Blätter von den Stengeln zupfen.

Hähnchenkeule waschen und zusammen mit Gemüseschalen, Lorbeerblatt und Pfefferkörnern in einen Topf geben und 1 Liter kaltes Wasser dazugießen. Aufkochen und ca. 1,5 Stunden bei mittlerer Hitze köcheln lassen. Entstehenden Schaum abschöpfen.

Hähnchenkeule herausnehmen und abkühlen lassen. Gemüsestreifen in Brühe 5 Minuten garen und mit Salz und Pfeffer würzen.

Hähnchenhaut abziehen, Hähnchenfleisch vom Knochen entfernen und Fleisch in kleine Stücke schneiden. Hähnchenfleisch zur Brühe geben und ggf. nochmals abschmecken.

Eine Portion enthält:

93 Kilokalorien/389 Kilojoule

19 g Eiweiß

1 g Fett

3 g Kohlenhydrate

3 g Ballaststoffe

0,9 mg Zink

0 g Omega-3-Fettsäuren

Tipps & Hinweise

Die Bouillon lässt sich prima einfrieren. Daher bietet es sich an eine größere Menge zuzubereiten und einen Vorrat im Gefrierfach anzulegen. So können Sie schnell auf eine leckere Brühe zurückgreifen.

Geflügelfleisch ist reich an hochwertigen Proteinen. Außerdem ist Geflügelfleisch leicht verdaulich.

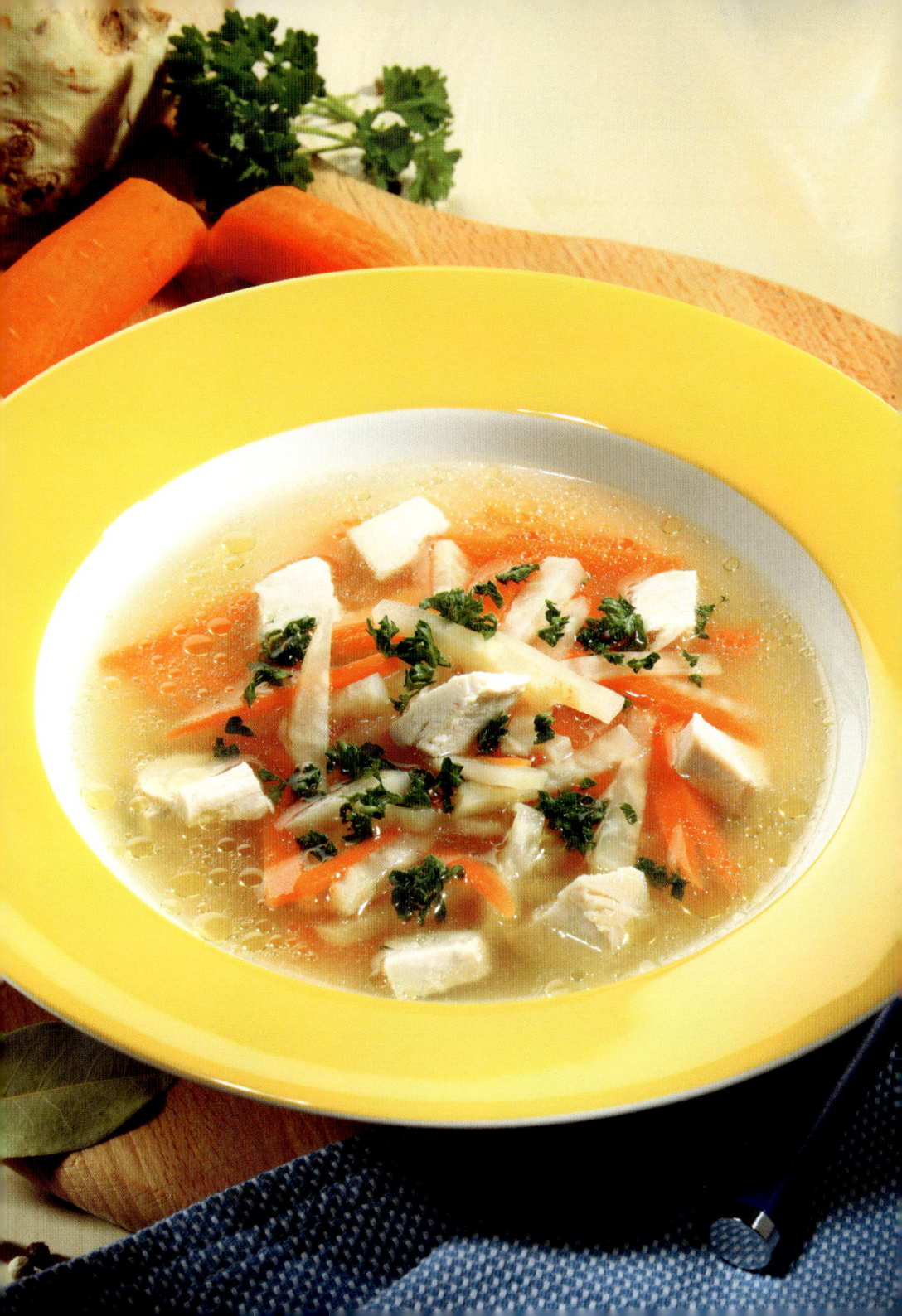

Thunfisch-Zucchini-Farfalle

geht schnell

Zutaten für 2 Portionen

2 Portionen Farfalle (ca. 100 g)

fluoridiertes Jodsalz mit Folsäure

1 Zucchino (ca. 300 g)

1 EL Olivenöl

1 Handvoll Oregano

1 Stück Parmesan (ca. 30 g)

Pfeffer

2 Portionen Thunfisch aus der Dose, naturell (ca. 200 g)

Zubereitungszeit: 15 Minuten
Garzeit: ca. 12 Minuten

Zubereitung

Farfalle nach Packungsanleitung in reichlich kochendem Salzwasser *al dente* garen. Etwas Nudelwasser zur Seite stellen.

Zucchino waschen, putzen und in kleine Würfel schneiden. Öl in einem Topf erhitzen und Zucchinowürfel darin ca. 3–5 Minuten andünsten.

Oregano waschen, trocknen und Blättchen abzupfen. Parmesan fein reiben.

Zucchinowürfel mit Kräuter, Parmesan, Salz und Pfeffer würzen. Thunfisch zerpflückt dazugeben und mit abgetropften Farfalle mischen. Falls die Soße zu dicklich ist, etwas Nudelwasser zugeben.

Eine Portion enthält:

592 Kilokalorien/2475 Kilojoule

38 g Eiweiß

32 g Fett

38 g Kohlenhydrate

4 g Ballaststoffe

2,6 mg Zink

4 g Omega-3-Fettsäuren

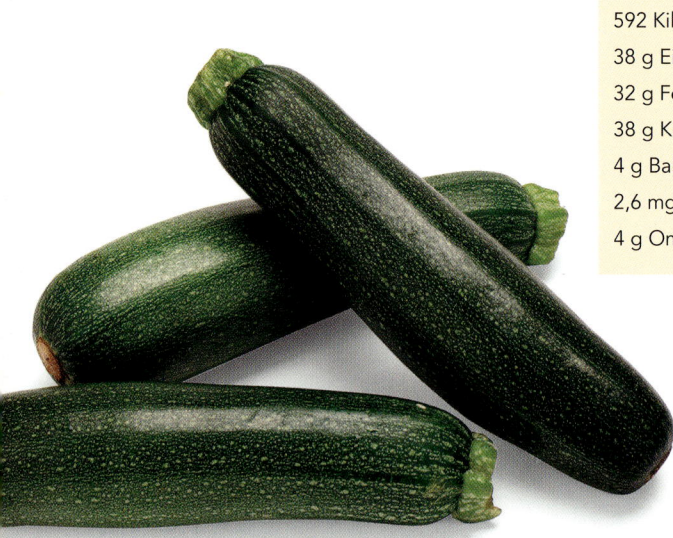

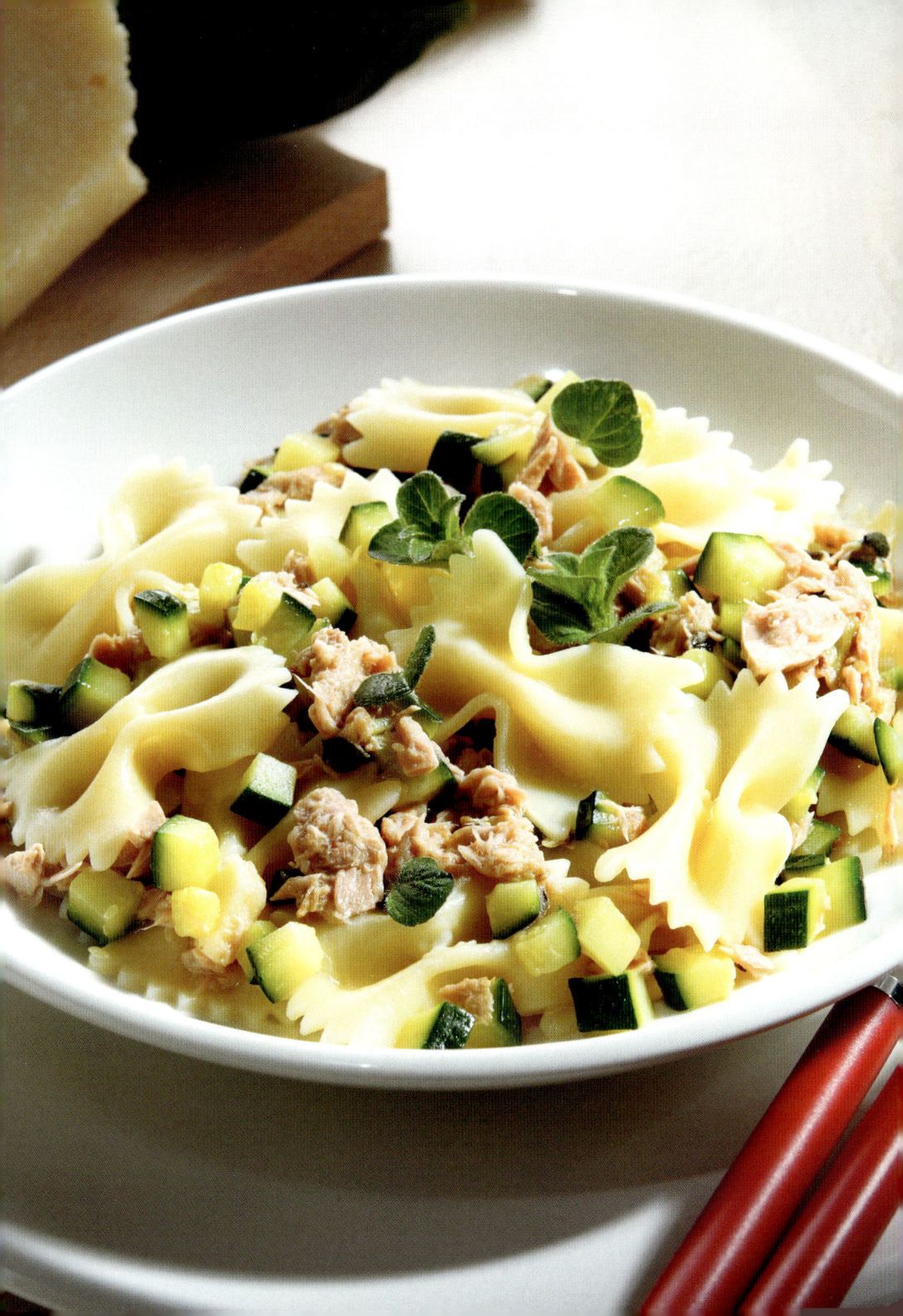

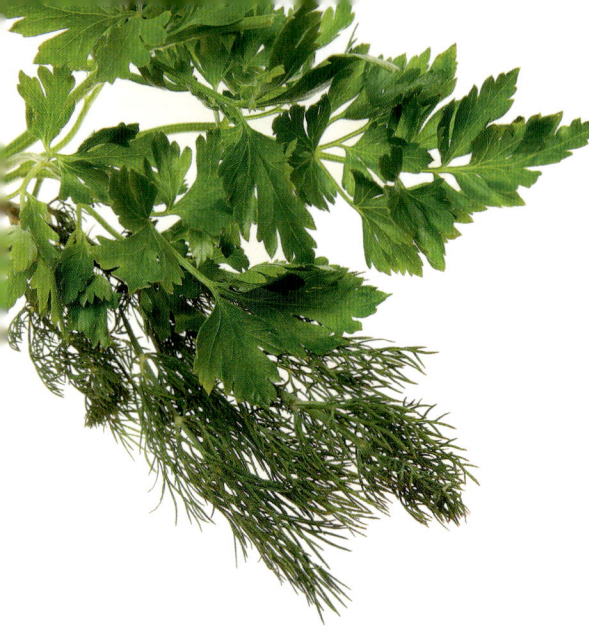

Zubereitung

Heilbuttfilets waschen, trocknen, mit Zitronensaft beträufeln und mit etwas Salz bestreuen.

Kräuter waschen, trocknen und Blättchen fein hacken.

Milch und Fischfond aufkochen und Frischkäse darin schmelzen lassen. Stärke mit etwas kaltem Wasser glatt rühren und in die kochende Soße rühren und mindestens 1 Minute sprudelnd kochen lassen.

Fisch trocken tupfen und in Mehl wenden. Öl in einer beschichteten Pfanne erhitzen und die Fischfilets darin von beiden Seiten knusprig anbraten.

Kräuter in die Soße geben und mit Salz und Pfeffer würzen.

Schwarzer Heilbutt mit Kräutersoße

etwas teurer

Zutaten für 2 Portionen

2 Heilbuttfilets (à 130 g)

1 EL Zitronensaft

fluoridiertes Jodsalz mit Folsäure

1 Handvoll gemischte, frische Kräuter (z. B. Petersilie und Dill)

4 EL Milch, 1,5 % Fett i. Tr.

2 EL Fischfond, aus dem Glas

2 EL Frischkäse, fettreduziert

1 TL Stärke

2 EL Mehl, Typ 405

1 EL Rapsöl

Pfeffer

Zubereitungszeit: 15 Minuten
Garzeit: 5–8 Minuten

Eine Portion enthält:

435 Kilokalorien/1818 Kilojoule

23 g Eiweiß

33 g Fett

12 g Kohlenhydrate

1 g Ballaststoffe

1 mg Zink

3,9 g Omega-3-Fettsäuren

Tipps & Hinweise

Servieren Sie zum Heilbutt neue Kartoffeln mit frisch gehackter Petersilie oder Dill.

Gambas mit gebratenen Auberginen

für Gäste

Zutaten für 2 Portionen

1 Aubergine

fluoridiertes Jodsalz mit Folsäure

4 Zweige Thymian

1 Bio-Zitrone

1 Becher Naturjoghurt, 1,5 % Fett

Pfeffer

8 Garnelen, geschält (ca. 200 g)

2 EL Olivenöl

Zubereitungszeit: 30 Minuten
Wartezeit: 10 Minuten
Garzeit: ca. 13 Minuten

Zubereitung

Aubergine waschen, putzen, längs vierteln und in Stücke schneiden. Mit Salz bestreuen und ca. 10 Minuten stehen lassen.

Thymian waschen, trocknen. Zitrone heiß waschen, trocknen, halbieren. Eine Hälfte auspressen, die andere Hälfte in schmale Scheiben schneiden.

Joghurt mit 1 TL Zitronensaft verrühren und mit Salz und Pfeffer würzen.

Garnelen am Rücken einschneiden und den dunklen Darm entfernen. Garnelen waschen und trocknen.

Auberginen gut trocknen und die Hälfte des Öls in einer beschichteten Pfanne erhitzen, Auberginen bei starker Hitze unter Wenden 8–10 Minuten braten.

Auberginen herausnehmen und warm stellen. Restliches Öl erhitzen und Garnelen darin unter Wenden ca. 3 Minuten braten. Zitronenscheiben und Thymianzweige kurz mitbraten und mit Salz und Pfeffer würzen. Auberginen wieder dazugeben und gleich servieren.

Eine Portion enthält:

314 Kilokalorien/1313 Kilojoule

26 g Eiweiß

18 g Fett

10 g Kohlenhydrate

7 g Ballaststoffe

3,3 mg Zink

0 g Omega-3-Fettsäuren

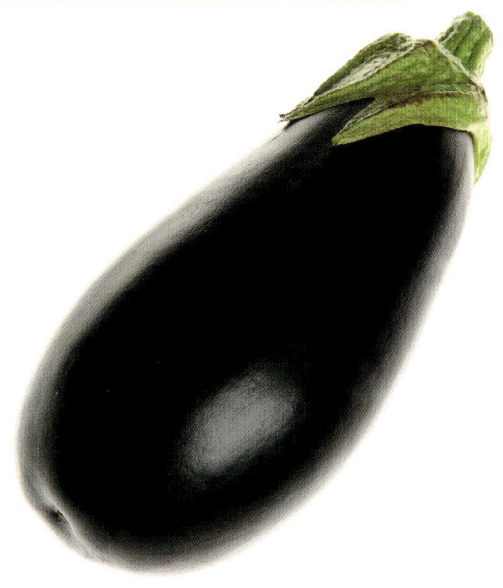

Lachsfilet mit Zitronenreis

gelingt leicht

Zutaten für 2 Portionen

½ Bio-Zitrone

2 Lachsfilets (à 150 g)

fluoridiertes Jodsalz mit Folsäure

1 TL Rapsöl

1 Lorbeerblatt

1 TL Kurkuma

Pfeffer

4 gehäufte EL geschälter Parboildreis

2 mittlere Tomaten

½ Bund Basilikum

1 TL Olivenöl

Zubereitungszeit: 20 Minuten
Garzeit: ca. 35 Minuten

Zubereitung

Zitrone heiß abspülen und die Schale mit einem Sparschäler dünn abschälen. Saft auspressen.

Lachs waschen, trocknen und mit 1 EL Zitronensaft beträufeln und mit Salz bestreuen.

Öl in einem kleinen Topf erhitzen, Lorbeerblatt, Kurkuma, Pfeffer und Zitronenschale andünsten. Reis dazugeben und mit ¼ l heißem Wasser und restlichem Zitronensaft aufgießen. Reis bei mittlerer Hitze ca. 20 Minuten köcheln lassen, bei Bedarf noch mit Salz abschmecken.

Backofen auf 200 °C (Ober- und Unterhitze) vorheizen.

Backblech mit Backpapier belegen und Lachs daraufsetzen. Tomaten waschen, Strunk entfernen und Tomaten in Würfel schneiden. Basilikum waschen, trocknen und Blättchen in feine Streifen schneiden.

Tomatenwürfel und Basilikumstreifen über die Fischfilets streuen, mit etwas Salz und Pfeffer würzen und Olivenöl darüberträufeln.

Im Ofen ca. 15 Minuten garen. Reis abgießen und Zitronenschale entfernen. Fisch mit Reis servieren.

Eine Portion enthält:

508 Kilokalorien/2123 Kilojoule

33 g Eiweiß

27 g Fett

33 g Kohlenhydrate

1 g Ballaststoffe

1,6 mg Zink

1,5 g Omega-3-Fettsäuren

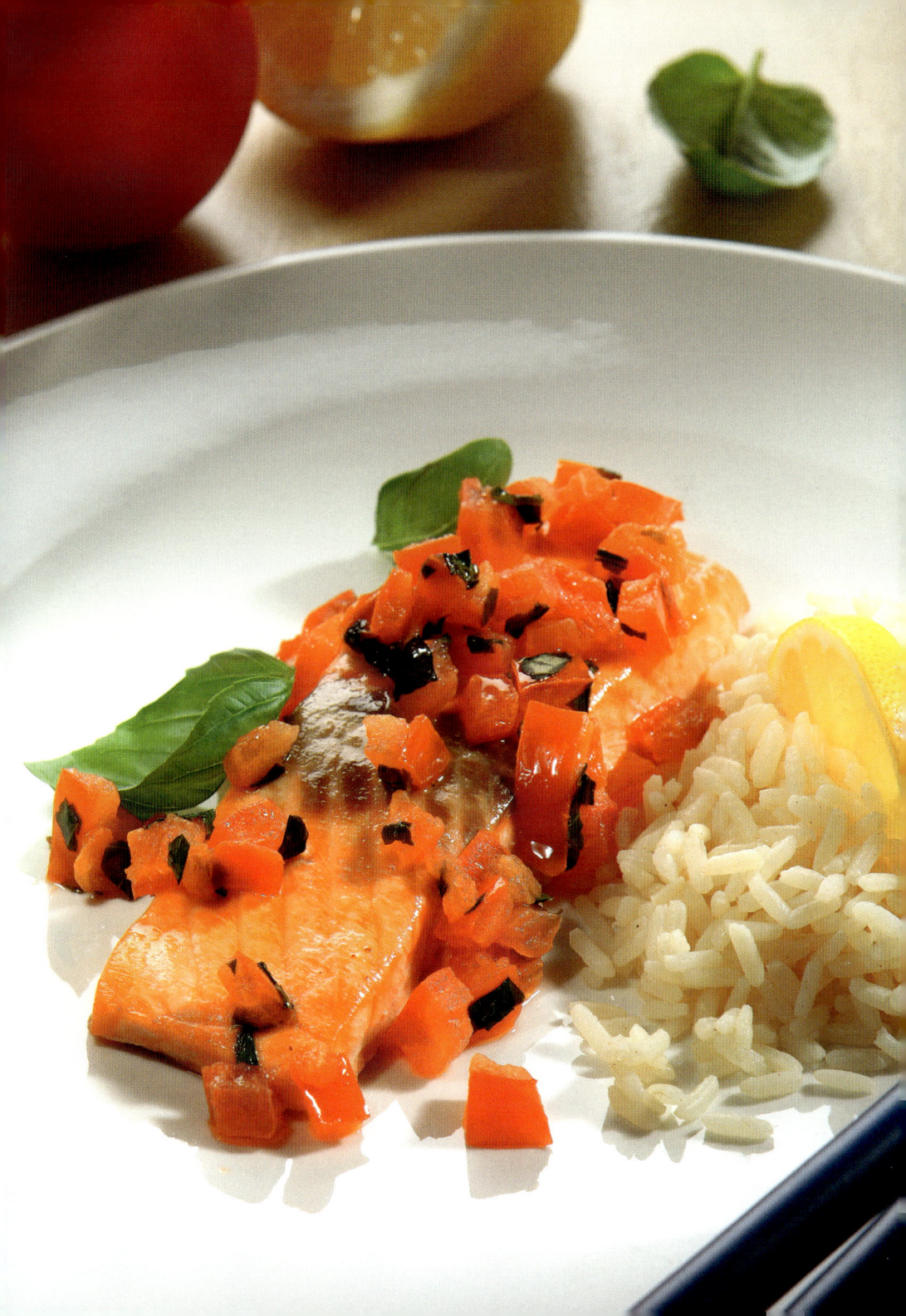

Hühnchen mit Mango-Maracuja-Dip

etwas zeitaufwendiger

Zutaten für 2 Portionen

Für das Hühnchen:

2 Hähnchenkeulen

fluoridiertes Jodsalz mit Folsäure

Pfeffer

1 kleiner Becher Naturjoghurt, 1,5 % Fett (125 g)

1 EL Rapsöl

1 TL Garam masala

1 TL Paprikapulver

½ TL Kurkuma

¼ TL Zimt

1 EL Zitronensaft

Für den Mango-Maracuja-Dip:

2 TL Rapsöl

1 Msp. Garam masala

2 leicht geh. EL Mangofruchtfleisch (50 g)

1 EL Orangensaft

2 EL Maracujasaft

½ TL abger. Zitronenschale

1 TL Zitronensaft

fluoridiertes Jodsalz mit Folsäure

2 Prisen Zucker

Zubereitungszeit: 30 Minuten
Marinierzeit: ca. 2–3 Stunden
Garzeit: ca. 30 Minuten

Zubereitung

Hühnchen:
Hähnchenkeulen waschen, trocknen und mit Salz und Pfeffer einreiben. Joghurt mit der Hälfte des Öls, den Gewürzen und dem Zitronensaft vermischen. Hähnchenkeulen mit der Marinade vermengen und zugedeckt im Kühlschrank 2–3 Stunden marinieren.

Ofen auf 200 °C (Ober- und Unterhitze) vorheizen.

Einen Rost mit etwas Öl einpinseln und Hühnerkeulen auf dem Rost verteilen. Hähnchenkeulen im Ofen (Bratpfanne unter den Rost schieben) ca. 15 Minuten braten, mit dem restlichen Öl bestreichen und nochmals 10–15 Minuten garen.

Mango-Maracuja-Dip:
Öl in einem Topf erhitzen und Garam masala darin anrösten. Mango in Würfel schneiden und zusammen mit dem Orangensaft in den Topf geben, kurz mitdünsten und Maracujasaft, Zitronenschale und -saft dazugeben. Mit Salz und Zucker würzen.

Hühnchen mit fruchtigem Dip servieren.

Eine Portion enthält:

509 Kilokalorien/2128 Kilojoule

45 g Eiweiß

31 g Fett

11 g Kohlenhydrate

1 g Ballaststoffe

2,9 mg Zink

0 g Omega-3-Fettsäuren

Tipps & Hinweise

Wer auf Zucker empfindlich reagiert, kann einige Spritzer flüssigen Süßstoff anstelle des Zuckers einsetzen.

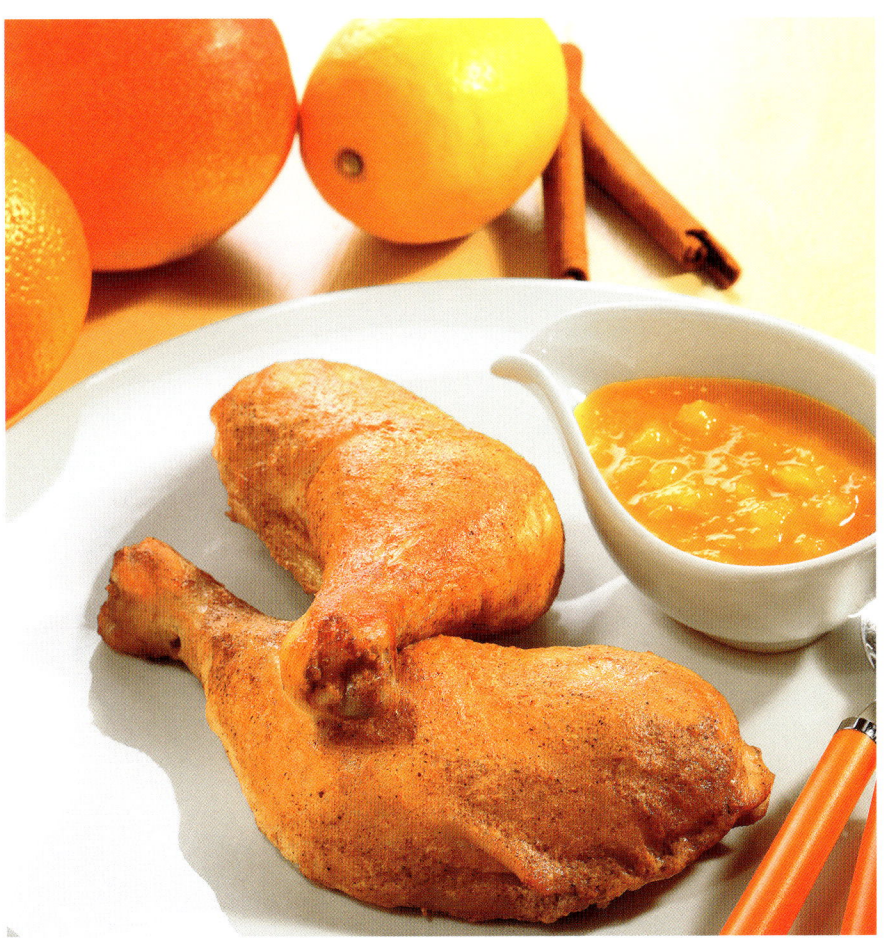

Hähnchenlasagne mit Spinat

preiswert

Zutaten für 2 Portionen

¼ Grillhähnchen (fertig vom Imbiss)

250 g Spinat, tiefgekühlt

1 EL Rapsöl

1 EL Mehl, Typ 405

1 kleine Tasse Milch, 1,5 % Fett (ca. 150 ml)

fluoridiertes Jodsalz mit Folsäure

Pfeffer

Muskat

½ TL Rapsöl (zum Fetten der Form)

5 Lasagneplatten (ca. 100 g)

50 g geriebener Parmesan

**Zubereitungszeit: 30 Minuten
Garzeit: ca. 40 Minuten**

Zubereitung

Fleisch vom Grillhähnchen ablösen und Spinat auftauen lassen.

Öl in einem kleinen Topf erhitzen und das Mehl dazugeben, schwach bräunen lassen und mit etwas Milch angießen. Mit einem Schneebesen glatt rühren und unter ständigem Rühren restliche Milch dazugießen. Bechamelsoße mit Salz, Pfeffer und Muskatnuss würzen.

Hähnchenfleisch zur Soße geben.

Backofen auf 200 °C (Ober- und Unterhitze) vorheizen.

Eine Auflaufform mit Öl ausfetten, den Boden mit ¼ der Hähnchenmischung bedecken. 3 Lasagneplatten darauf legen. Die Hälfte der Spinatmasse und ¼ der Hähnchenmasse darauf verteilen. Restliche Lasagneplatten, Spinat und Hähnchenmasse einschichten und den Parmesan darüberstreuen.

Im Ofen ca. 30–35 Min. backen.

Eine Portion enthält:

564 Kilokalorien/2358 Kilojoule

41 g Eiweiß

24 g Fett

45 g Kohlenhydrate

7 g Ballaststoffe

3,3 mg Zink

0 g Omega-3-Fettsäuren

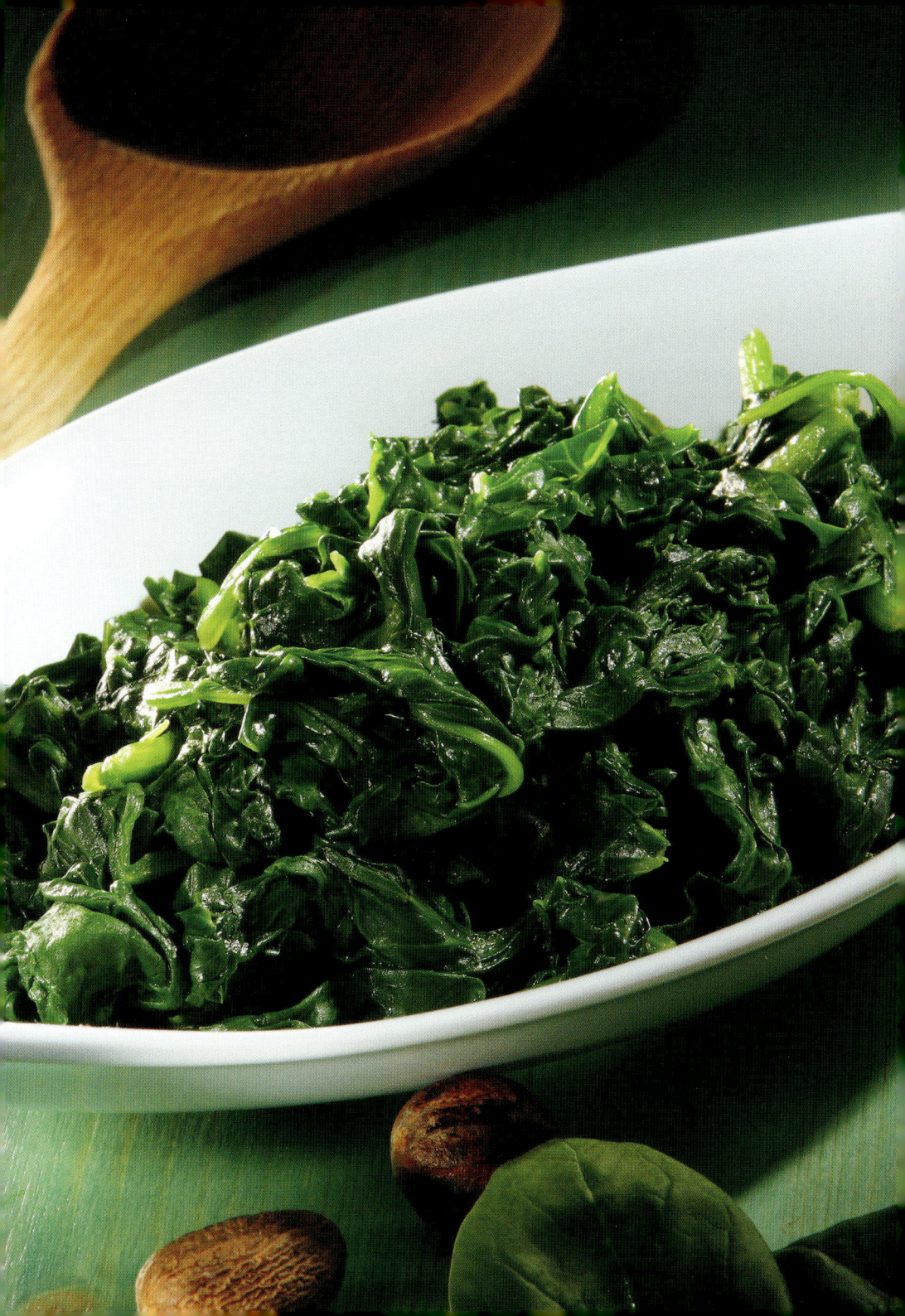

Kürbis-Nudel-Pfanne mit Steakstreifen

gelingt leicht

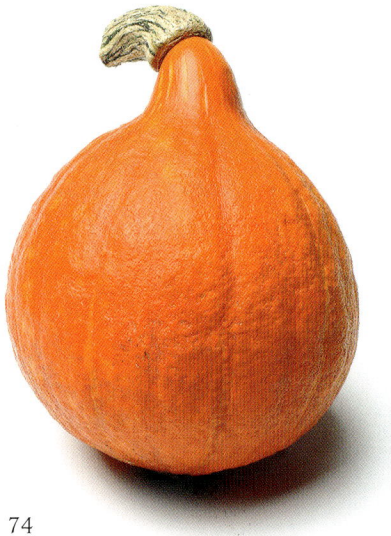

Zubereitung

Nudeln in reichlich Salzwasser nach Packungsanleitung *al dente* garen.

Kürbis in Spalten schneiden, entkernen und in Stücke schneiden. Fleisch in schmale Streifen schneiden. Die Hälfte des Öls in einer Pfanne erhitzen und die Fleischstreifen bei hoher Hitze 2–3 Minuten braten. Mit Salz und Pfeffer würzen und herausnehmen.

Restliches Öl in Pfanne geben, erhitzen und Kürbisstücke darin anbraten. Limette auspressen, Thymian waschen, trocknen und grob hacken.

Thymian, Gemüsebrühe und Milch zum Kürbis geben und 5 Minuten köcheln lassen.

Avocado mit einem Löffel aus der Schale lösen, Fruchtfleisch in Würfel schneiden und zum Kürbis geben.

Steakstreifen und abgegossene Nudeln unter die Kürbismasse geben und mit Salz, Pfeffer und Limettensaft würzen.

Eine Portion enthält:

646 Kilokalorien/2700 Kilojoule

33 g Eiweiß

36 g Fett

48 g Kohlenhydrate

7 g Ballaststoffe

6,5 mg Zink

0 g Omega-3-Fettsäuren

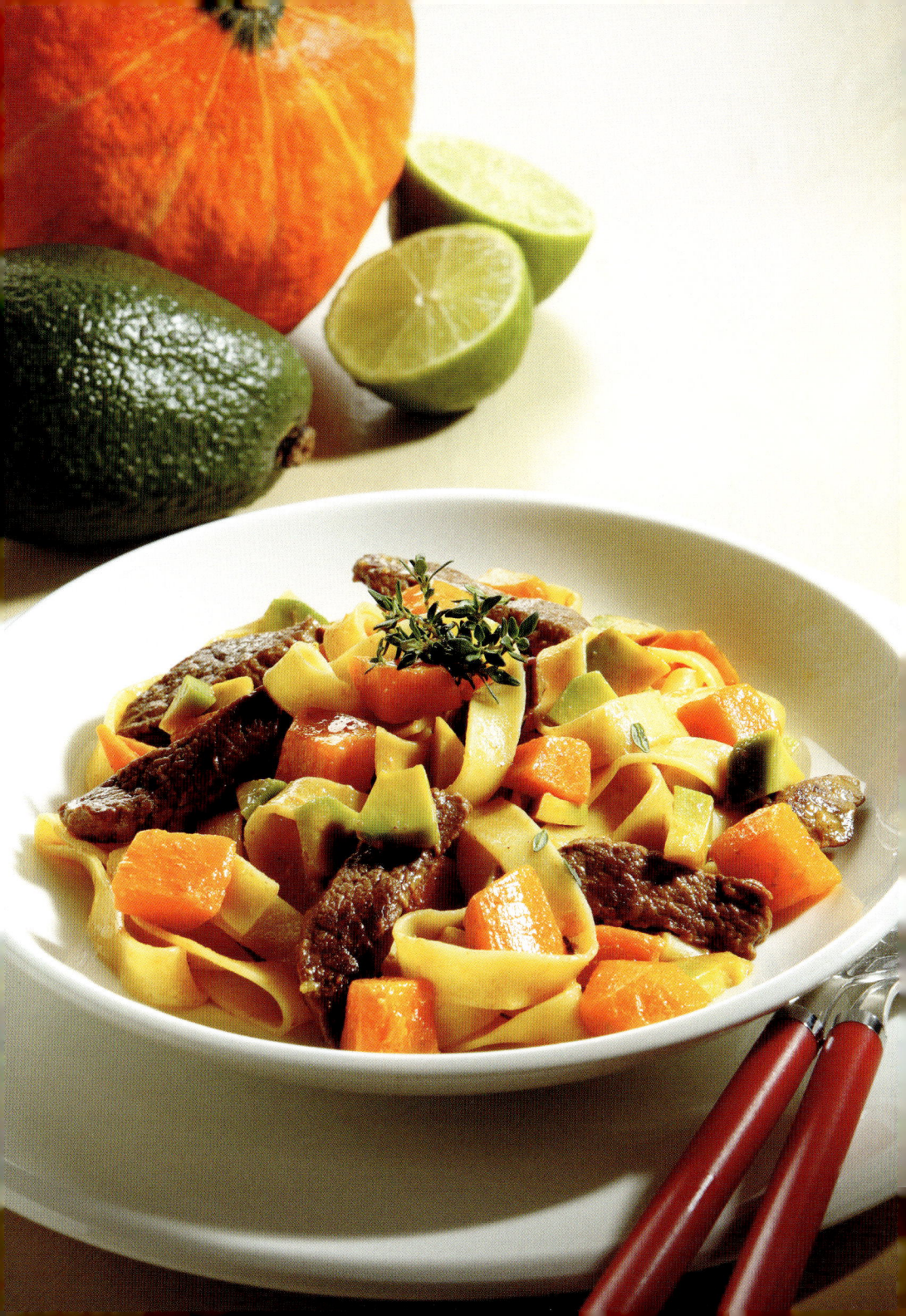

Schweinefilet mit Grießhaube

etwas teurer

Zutaten für 2 Portionen

4 getrocknete Tomaten
1 EL Olivenöl
2 EL Weizengrieß (30 g)
1 Glas Gemüsebrühe (200 ml)
1 Stück Parmesan (ca. 40 g)
fluoridiertes Jodsalz mit Folsäure
Pfeffer
1 gehäufter EL gehackte Petersilie
2 Schweinefilets (à 120 g)
ca. 16 Kirschtomaten

Zubereitungszeit: 20 Minuten
Garzeit: ca. 25 Minuten

Zubereitung

Getrocknete Tomaten in kleine Würfel schneiden. Hälfte des Öls in einem kleinen Topf erhitzen und die Tomatenwürfel darin andünsten. Grieß dazugeben und mit 150 ml Gemüsebrühe aufgießen. Masse aufkochen lassen und bei mittlerer Hitze 5 Minuten köcheln lassen.

Parmesan fein reiben und die Hälfte zusammen mit Pfeffer und Petersilie zur Grießmasse geben. Masse abkühlen lassen.

Backofen auf 220 °C (Ober- und Unterhitze) vorheizen.

Schweinefilets trocknen, mit Salz und Pfeffer würzen und im restlichen Öl ca. 1 Minute scharf von beiden Seiten anbraten.

Grießmasse mit angefeuchteten Händen auf die Schweinefilets setzen und mit restlichem Parmesan bestreuen.

Kirschtomaten waschen, Stiel entfernen, in eine feuerfeste Auflaufform geben und mit Salz und Pfeffer würzen. Filets dazwischensetzen und mit restlicher heißer Brühe auffüllen.

Im Ofen ca. 15 Minuten überbacken.

Eine Portion enthält:

421 Kilokalorien/1760 Kilojoule

38 g Eiweiß

23 g Fett

16 g Kohlenhydrate

3 g Ballaststoffe

4,1 mg Zink

0 g Omega-3-Fettsäuren

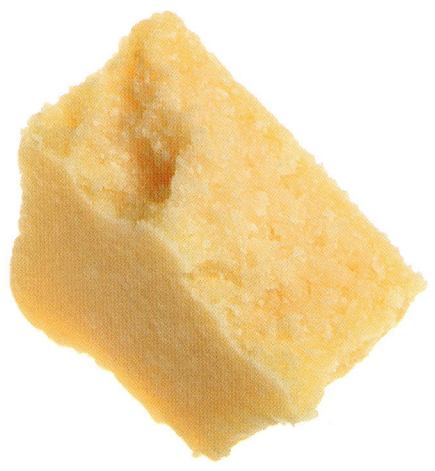

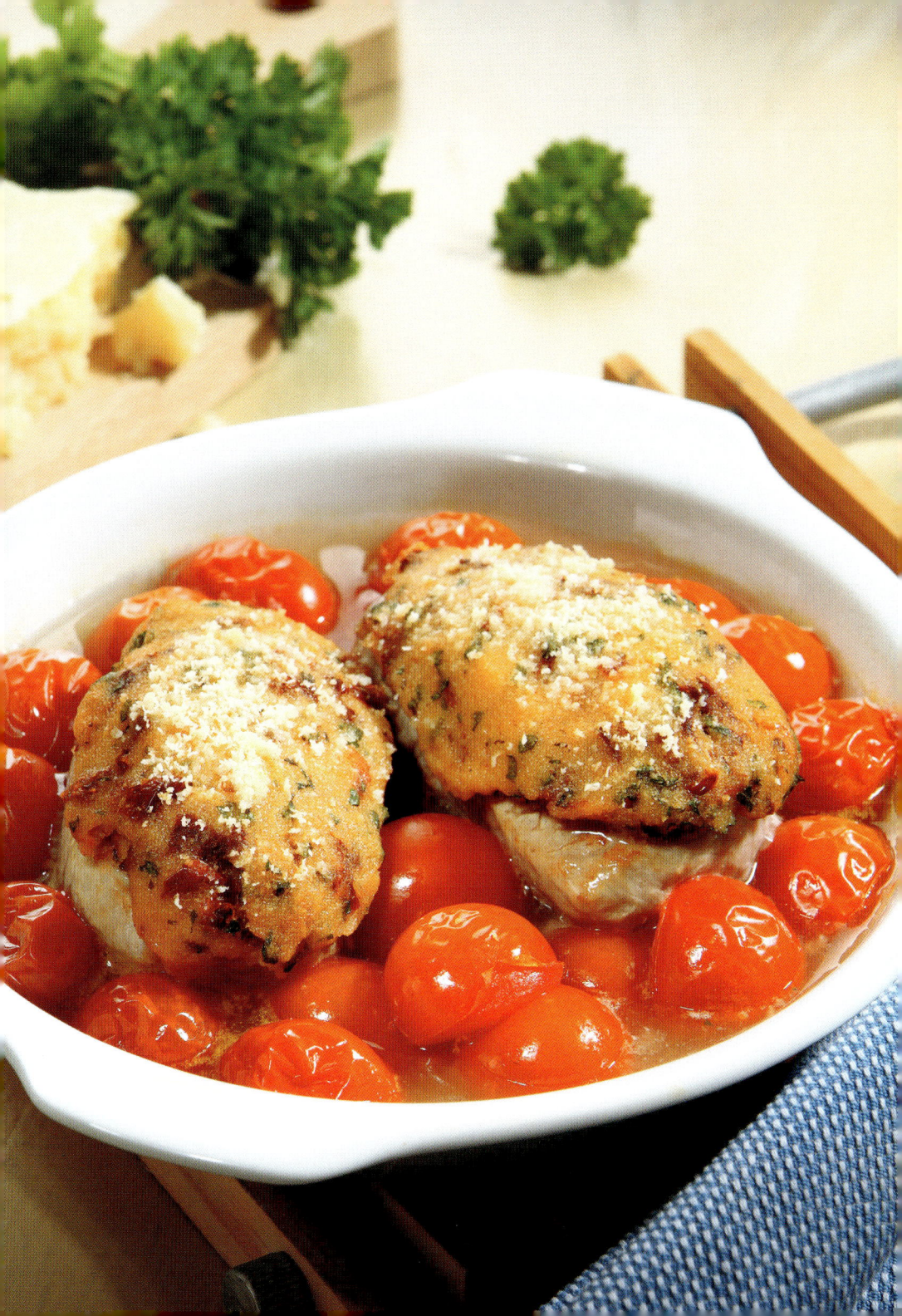

Hackbraten

etwas zeitaufwendiger

Zubereitung

Brötchen in kaltem Wasser einweichen.

Backofen auf 175 °C (Ober- und Unterhitze) vorheizen.

Hackfleisch, Quark, Ei, ausgedrücktes Brötchen und Senf verkneten. Masse mit Salz und Pfeffer würzen.

Eine feuerfeste Auflaufform mit Öl einpinseln, die Hackmasse zu einem Braten formen und in die Form setzen. Im heißen Ofen 1 ½ – 1 ¾ Stunden braten.

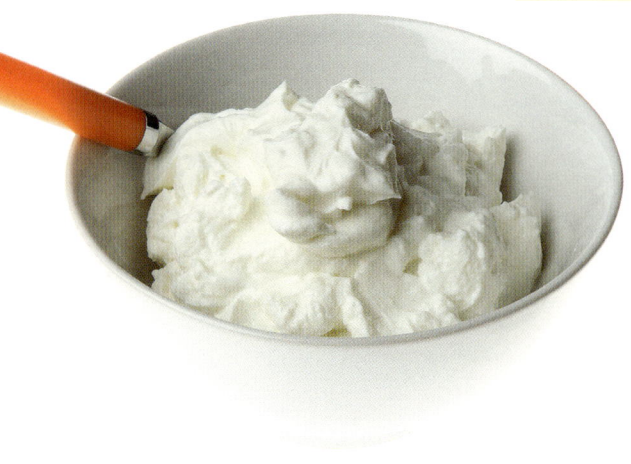

Kartoffelgemüse

preiswert

Zutaten für 2 Portionen

4 eigroße Kartoffeln

1 Karotte (100 g)

1 Stück Sellerie (100 g)

1 TL Rapsöl

400 ml Gemüsebrühe

fluoridiertes Jodsalz mit Folsäure

Pfeffer

1 TL geh. Petersilie

Zubereitungszeit: 15 Minuten
Garzeit: 20 Minuten

Zubereitung

Kartoffeln, Karotten und Sellerie waschen, schälen und in gleichgroße Würfel schneiden.

Öl in einem mittleren Topf erhitzen, die Gemüsewürfel darin anbraten und mit Gemüsebrühe ablöschen. Gemüse ca. 20 Minuten bei mittlerer Hitze köcheln lassen und mit Gewürzen und Petersilie würzen.

Eine Portion enthält:

192 Kilokalorien/803 Kilojoule

8 g Eiweiß

4 g Fett

30 g Kohlenhydrate

8 g Ballaststoffe

1,2 mg Zink

0 g Omega-3-Fettsäuren

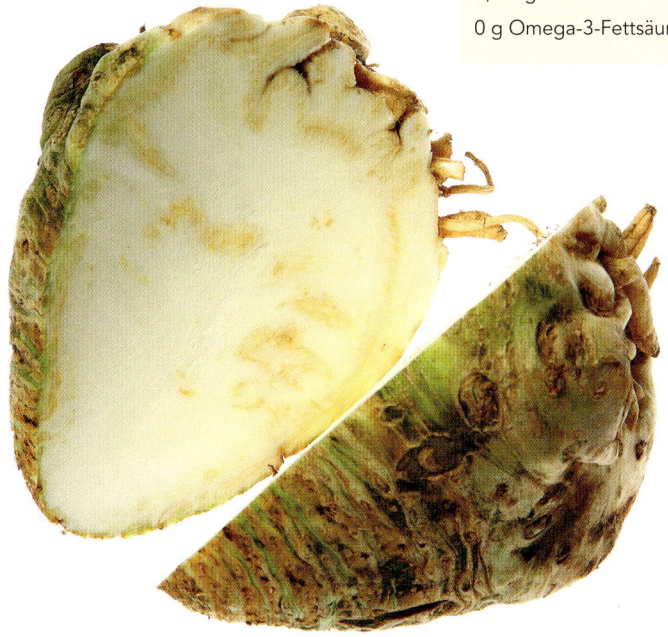

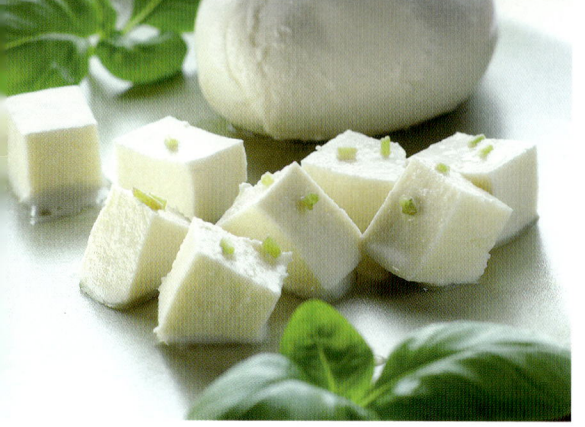

angießen. Reis unter Rühren bei mittlerer Hitze ca. 20 Minuten garen, nach und nach die restliche heiße Brühe zugießen.

Mozzarella in Würfel schneiden und unter den Reis rühren, bis sie schmelzen.

Mit Salz, Pfeffer, Zucker und Balsamicoessig abschmecken.

Tomaten-Mozzarella-Reis
gelingt leicht

Eine Portion enthält:

432 Kilokalorien/1806 Kilojoule

15 g Eiweiß

16 g Fett

57 g Kohlenhydrate

2 g Ballaststoffe

2,1 mg Zink

0 g Omega-3-Fettsäuren

Zutaten für 2 Portionen

500 ml Gemüsefond
1 EL Olivenöl
150 g Risottoreis
2 EL Tomatenmark
½ Mozzarellakugel
fluoridiertes Jodsalz mit Folsäure
Pfeffer
1 Prise Zucker
1 EL Balsamicoessig

**Zubereitungszeit: 15 Minuten
Garzeit: 25 Minuten**

Zubereitung

Gemüsebrühe zum Kochen bringen.

Öl in einem kleinen Topf erhitzen und den Reis glasig dünsten. Tomatenmark unterrühren und ein Viertel der Brühe

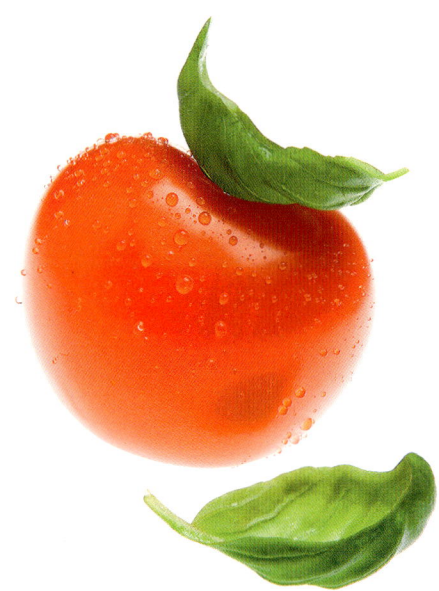

Couscous mit Zimtaroma

exotisch

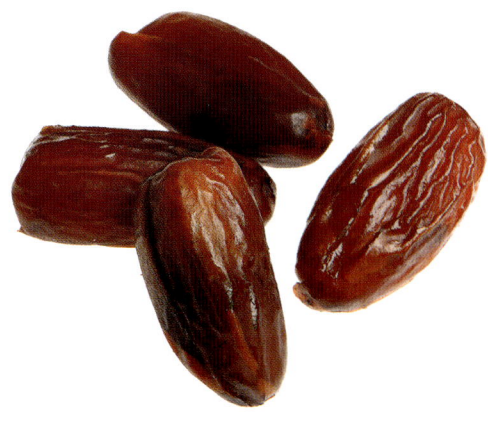

Zutaten für 2 Portionen

5 Datteln

¼ TL Zimt

2 TL Olivenöl

150 g Couscous

6 EL Orangensaft

fluoridiertes Jodsalz mit Folsäure

Pfeffer

gem. Kreuzkümmel

Kardamom

Zubereitungszeit: 5 Minuten
Garzeit: 4 Minuten

Eine Portion enthält:

392 Kilokalorien/1639 Kilojoule

10 g Eiweiß

6 g Fett

75 g Kohlenhydrate

7 g Ballaststoffe

1,0 mg Zink

0 g Omega-3-Fettsäuren

Zubereitung

Datteln in schmale Streifen schneiden. Zimt und 150 ml Wasser aufkochen lassen, Öl und Couscous zugeben und bei ausgeschalteter Herdplatte ca. 4 Minuten zugedeckt quellen lassen.

Orangensaft und Gewürze zugeben und gut nochmals gut vermengen.

Tipps & Hinweise

Reste lassen sich auch zu einem leckeren Salat weiterverarbeiten. Schneiden Sie z. B. frische Tomaten in kleine Würfel und geben zusammen mit den Tomaten noch etwas Essig und Öl zum Couscous. So erhalten Sie einen schmackhaften Salat als Beilage zum Abendessen.

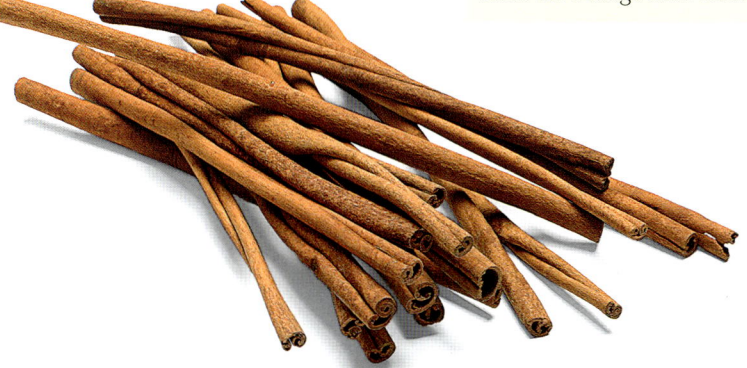

Kürbis-Spaghetti

preiswert

Zutaten für 2 Portionen

100 g Hartweizen-Spaghetti

fluoridiertes Jodsalz mit Folsäure

½ kleiner Spaghettikürbis (ca. 500 g)

1 Scheibe gekochter Schinken

½ Bund Petersilie

1 EL Olivenöl

1 Stück Bergkäse, 45 % Fett i. Tr. (ca. 60 g)

Pfeffer

½ EL weißer Balsamicoessig

**Zubereitungszeit: 15 Minuten
Garzeit: ca. 18 Minuten**

Zubereitung

Spaghetti nach Packungsanweisung in reichlich Salzwasser *al dente* garen.

Kürbis schälen, entkernen und das Fruchtfleisch auf einem Gemüsehobel fein reiben. Schinken in schmale Streifen schneiden. Petersilie waschen, trocknen und die Blättchen fein hacken.

Öl in einem Topf erhitzen, den Kürbis und den Schinken darin andünsten. Etwas Nudelwasser dazugießen und ca. 10 Minuten weich dünsten.

Käse fein reiben. Kürbis mit Salz, Pfeffer und Essig würzen. Petersilie und abgetropfte Spaghetti untermengen und mit Käse bestreut servieren.

Eine Portion enthält:

447 Kilokalorien/1869 Kilojoule

20 g Eiweiß

20 g Fett

44 g Kohlenhydrate

7 g Ballaststoffe

3,1 mg Zink

0 g Omega-3-Fettsäuren

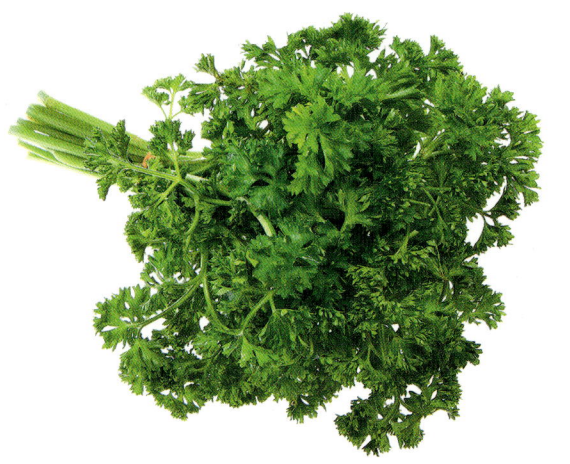

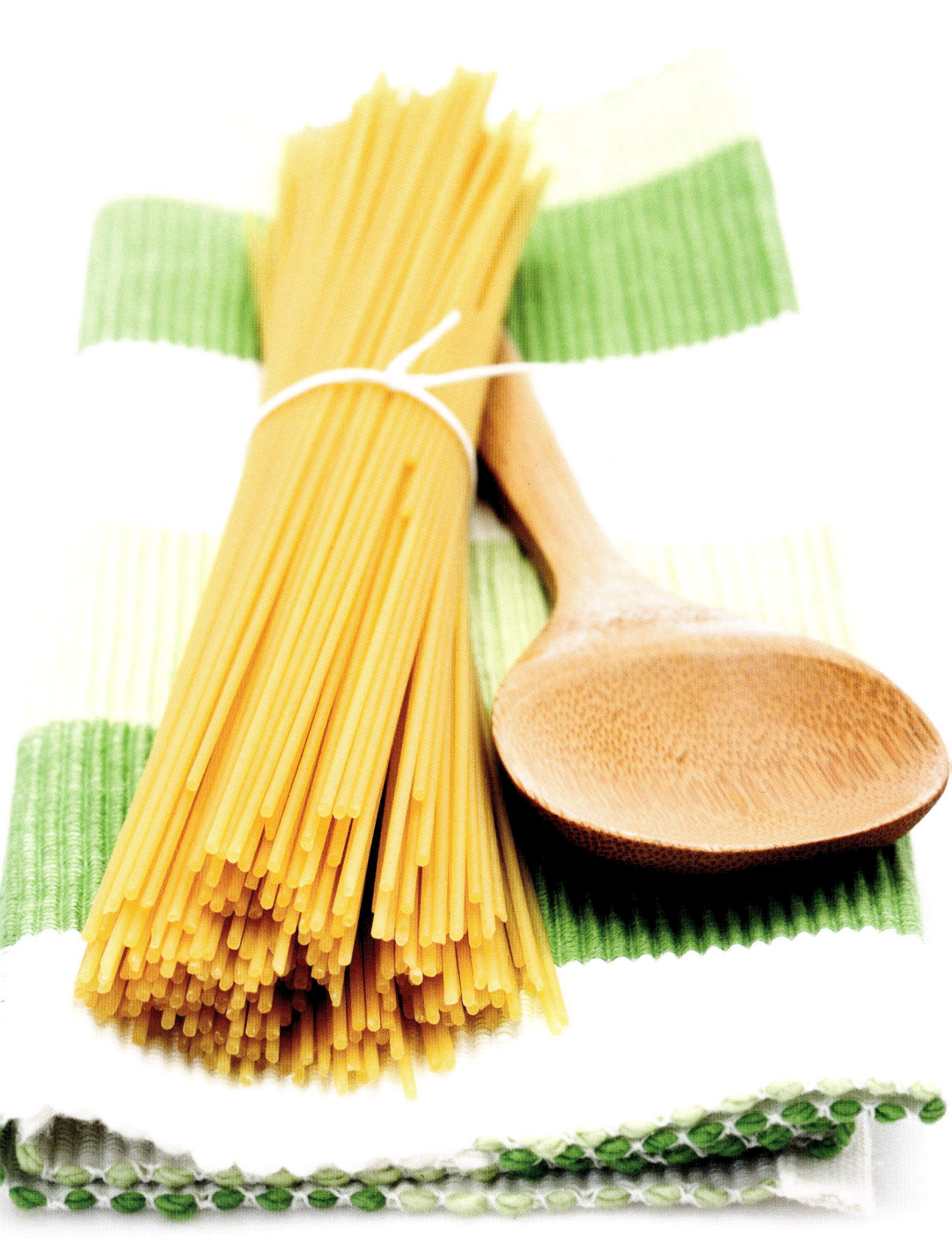

Gratinierter Stangenspargel mit Schinken

etwas teurer

Zubereitung

Backofen auf 200 °C (Ober- und Unterhitze) vorheizen.

Spargel schälen und in kochender Gemüsebrühe bei mittlerer Hitze ca. 15–20 Minuten garen.

Spargel abtropfen lassen, bündeln und mit Schinkenscheiben umwickeln.

Eine feuerfeste Auflaufform mit dem Öl einfetten und Spargelbündel in die Form legen. Emmentaler in kleine Würfel schneiden.

6 EL Gemüsebrühe angießen und Paniermehl und Emmentaler über die Spargelbündel streuen.

Im Ofen 10–15 Minuten überbacken.

Eine Portion enthält:

392 Kilokalorien/1639 Kilojoule

10 g Eiweiß

6 g Fett

75 g Kohlenhydrate

7 g Ballaststoffe

1,0 mg Zink

0 g Omega-3-Fettsäuren

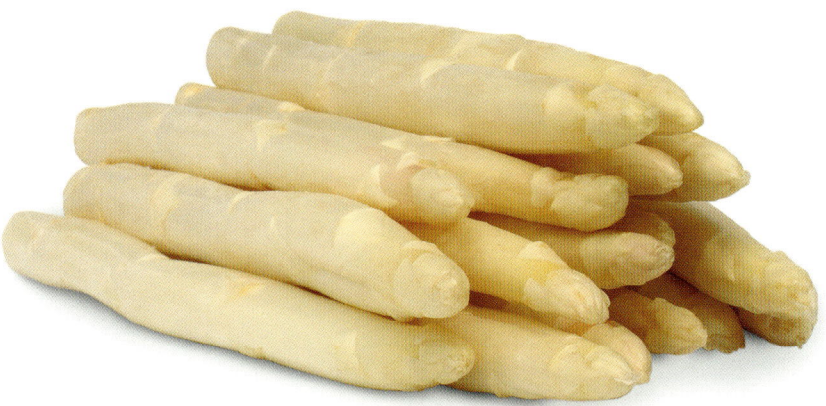

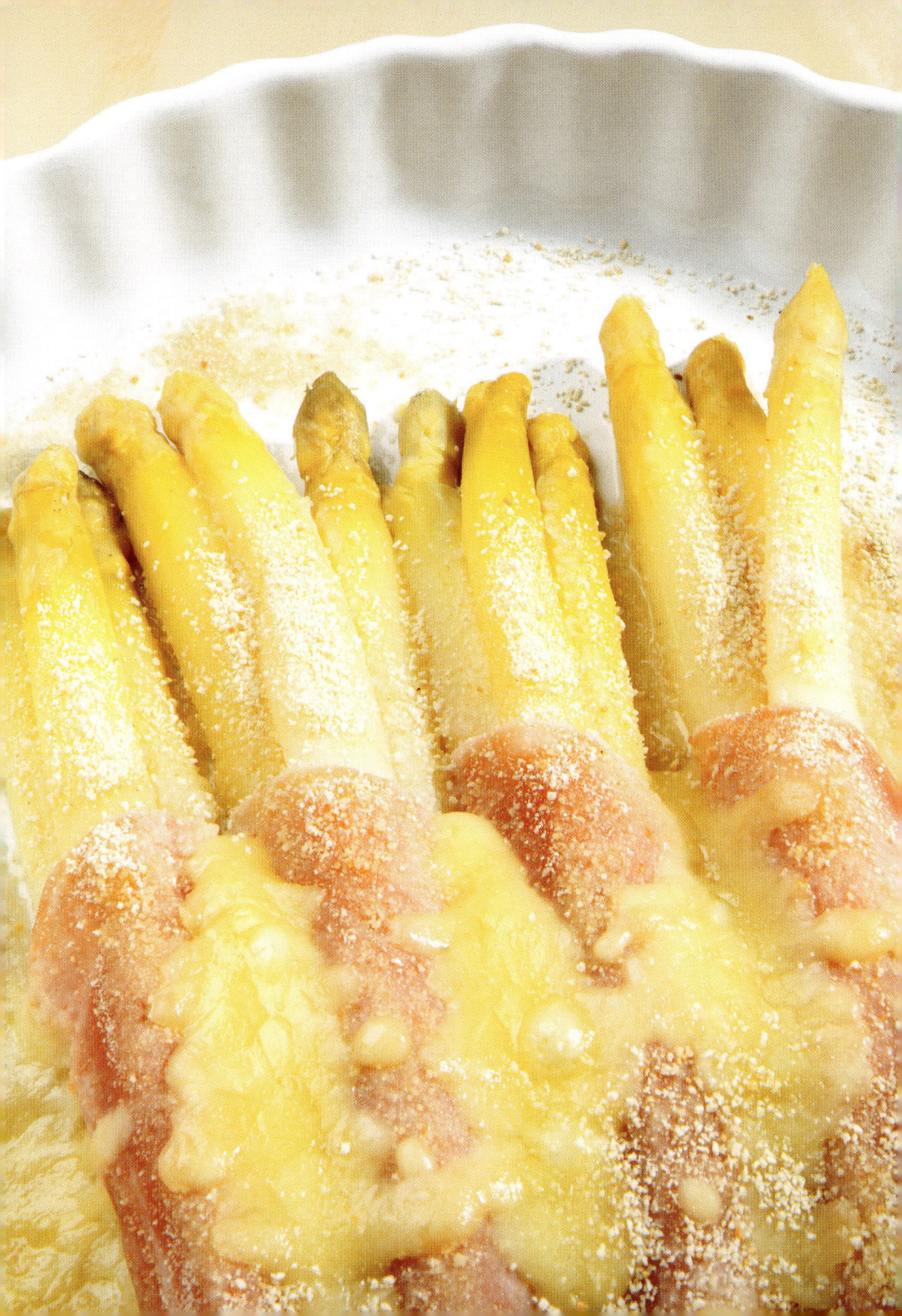

Blattspinat mit Feta

mediterran

Zutaten für 2 Portionen

400 g Blattspinat, tiefgekühlt

1 EL Olivenöl

½ kleine Tasse Kondensmilch, 4 % Fett (ca. 60 ml)

½ kleine Tasse Gemüsebrühe (ca. 60 ml)

Pfeffer

fluoridiertes Jodsalz mit Folsäure

1 Stück Feta (60 g)

Zubereitungszeit: 5 Minuten
Garzeit: ca. 10 Minuten

Zubereitung

Blattspinat antauen lassen. Öl in einem kleinen Topf erhitzen, Spinat, Kondensmilch und Gemüsebrühe dazugeben und bei schwacher Hitze ca. 10 Minuten auftauen lassen.

Spinat mit Pfeffer und etwas Salz würzen, Feta zerbröseln und unter den Spinat mischen.

Eine Portion enthält:

214 Kilokalorien/895 Kilojoule

13 g Eiweiß

16 g Fett

5 g Kohlenhydrate

5 g Ballaststoffe

2,1 mg Zink

0 g Omega-3-Fettsäuren

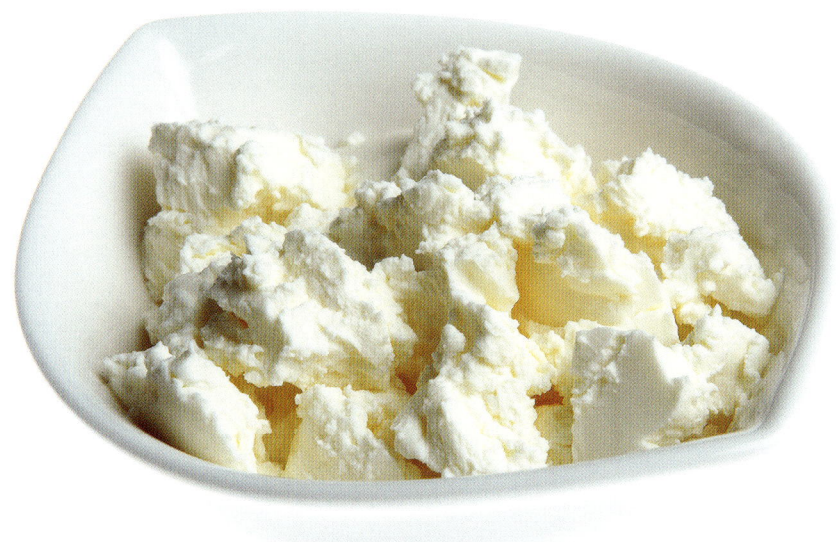

Gebackene Petersilienwurzel

gelingt leicht

Zutaten für 2 Portionen

400 g Petersilienwurzeln
5 Zweige Thymian
2 EL Ahornsirup
2 EL Olivenöl
fluoridiertes Jodsalz mit Folsäure
Pfeffer
1 EL weißer Balsamicoessig

Zubereitungszeit: 10 Minuten
Garzeit: ca. 40 Minuten

Zubereitung

Backofen auf 200 °C (Ober- und Unterhitze) vorheizen.

Petersilienwurzeln gründlich waschen, putzen und schälen. Thymian waschen, trocknen, Blättchen abzupfen und fein hacken.

Ahornsirup mit Öl, Salz, Pfeffer und Thymian mischen. Petersilienwurzeln auf ein Backblech verteilen und mit Marinade beträufeln.

Im Ofen ca. 35–40 Minuten backen, ab und zu wenden und mit Marinade begießen. Vor dem Servieren mit Essig beträufeln.

Eine Portion enthält:

238 Kilokalorien/995 Kilojoule

4 g Eiweiß

16 g Fett

21 g Kohlenhydrate

9 g Ballaststoffe

0,8 mg Zink

0 g Omega-3-Fettsäuren

Tipps & Hinweise

Wer auf Sirup mit Unverträglichkeiten reagiert, kann stattdessen auch etwas flüssigen Süßstoff verwenden.

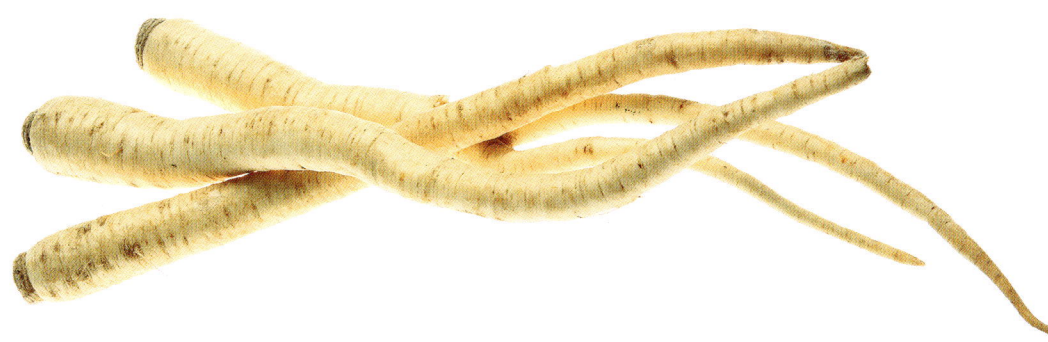

Schwarzwurzel-gemüse

preiswert

Zutaten für 2 Portionen

400 g Schwarzwurzeln

2 EL Essig

4 EL Milch, 1,5 % Fett

2 TL Rapsöl

1 EL Mehl, Typ 405

fluoridiertes Jodsalz mit Folsäure

Pfeffer

Muskatnuss

Zubereitungszeit: 20 Minuten
Garzeit: ca. 25 Minuten

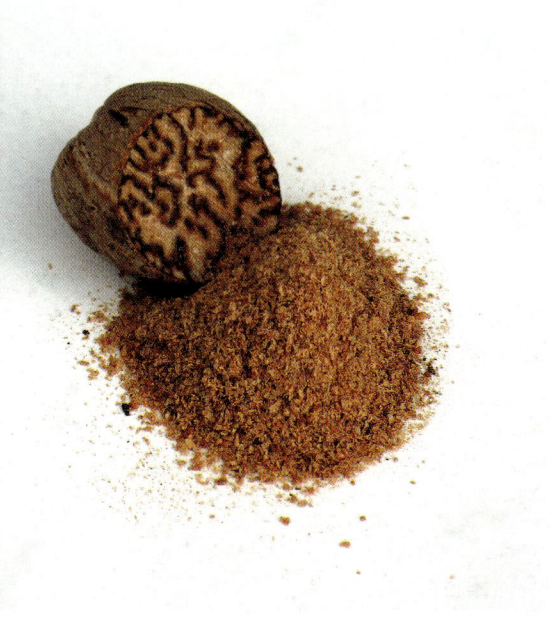

Zubereitung

Schwarzwurzeln unter fließendem Wasser gründlich abbürsten, schälen und sofort in Essigwasser legen. Schwarzwurzeln in ca. 5 cm lange Stücke schneiden.

Salzwasser mit 2 EL Milch zum Kochen bringen, Schwarzwurzeln dazugeben und zugedeckt ca. 20 Minuten kochen lassen. 4 EL Schwarzwurzelsud aufbewahren.

Öl in einem kleinen Topf erhitzen, Mehl darin anschwitzen, Milch angießen und mit einem Schneebesen glatt rühren. 3–4 EL Schwarzwurzelsud dazugießen und aufkochen lassen und ca. 5 Minuten köcheln lassen.

Schwarzwurzeln in die Soße geben und mit Salz, Pfeffer und Muskatnuss würzen.

Eine Portion enthält:

129 Kilokalorien/539 Kilojoule

5 g Eiweiß

6 g Fett

17 g Kohlenhydrate

9 g Ballaststoffe

0,7 mg Zink

0 g Omega-3-Fettsäuren

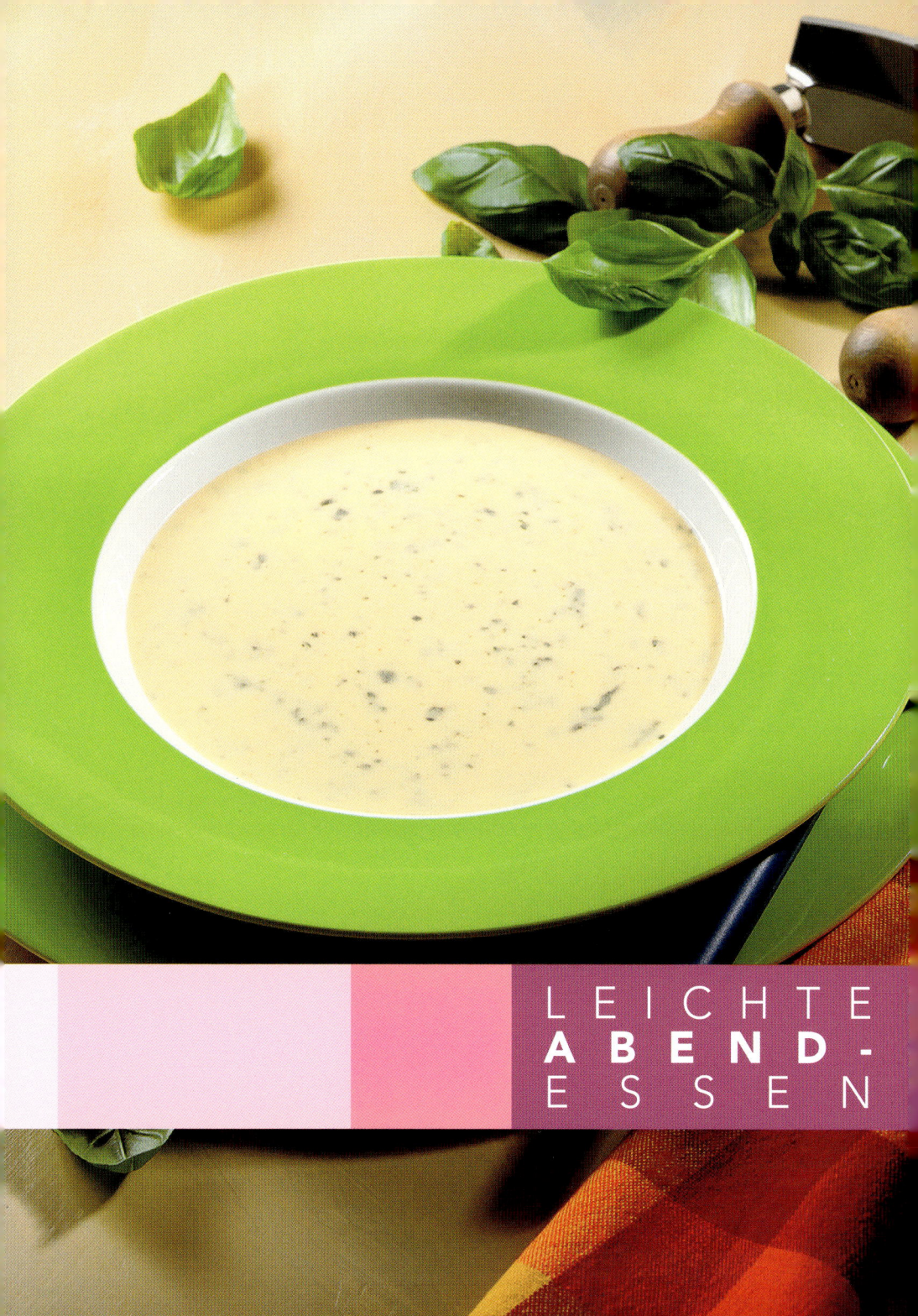

LEICHTE
ABEND-
ESSEN

Haben Sie schon einmal selbst zubereitete Aufstriche und Pasten ausprobiert, die anstatt des herkömmlichen Allerleis auch als Dip für Gemüse, Pellkartoffeln oder einfach nur so Geschmack und Abwechslung bringen?

Zum getoasteten Vollkornbrot oder -brötchen passt bestens ein knackig, frischer Salat oder Rohkostteller. Die enthaltenen Ballaststoffe sorgen für eine angenehme und langanhaltende Sättigung und sind gesund für Ihren Darm. Aber keine Angst, nur weil Sie abends einen großen Salat essen, müssen Sie nicht befürchten, dass Sie nachts nicht ruhig schlafen können.

Frühlingssalat
gelingt leicht

Zutaten für 2 Portionen
1 kleiner Kopf Blattsalat (z. B. Kopf-, Rucola- oder Radicchiosalat)
1 mittlere Karotte
2 Tomaten
Dressing:
2 EL Naturjoghurt, 1,5 % Fett
1 EL Zitronensaft
1 TL Senf
fluoridiertes Jodsalz mit Folsäure
Pfeffer
½ kleiner Bund frische Kräuter (z. B. Petersilie, Dill, Kerbel)
Zubereitungszeit: 20 Minuten

Zubereitung

Blattsalat waschen, putzen und in mundgerechte Stücke zerteilen. Karotte waschen, schälen und in schmale Stifte schneiden. Tomaten waschen, trocknen, halbieren, Strunk herausschneiden und Tomatenhälften in schmale Stücke schneiden.

Aus Joghurt, Zitronensaft, Senf und Gewürzen ein Dressing herstellen.

Kräuter waschen, trocknen, Blättchen fein hacken und unter das Dressing rühren.

Salatzutaten auf einem großen Teller anrichten und mit Dressing beträufeln.

Zubereitung

Apfel waschen, halbieren, entkernen und Fruchtfleisch in kleine Würfel schneiden. Sofort mit 1 EL Zitronensaft beträufeln.

Selleriestangen waschen, putzen und in schmale Scheiben schneiden. Kresse waschen und trocknen.

Aus restlichem Zitronensaft, Öl, Salz und Pfeffer ein Dressing herstellen. Salatzutaten, Kresse und Dressing miteinander verrühren.

Sellerie-Apfel-Salat
preiswert

Zutaten für 2 Portionen

1 Apfel

4 Stangen Staudensellerie (ca. 200 g)

2 EL Kresse

Dressing:

2 EL Zitronensaft

1 EL Olivenöl

fluoridiertes Jodsalz mit Folsäure

Pfeffer

Zubereitungszeit: 15 Minuten

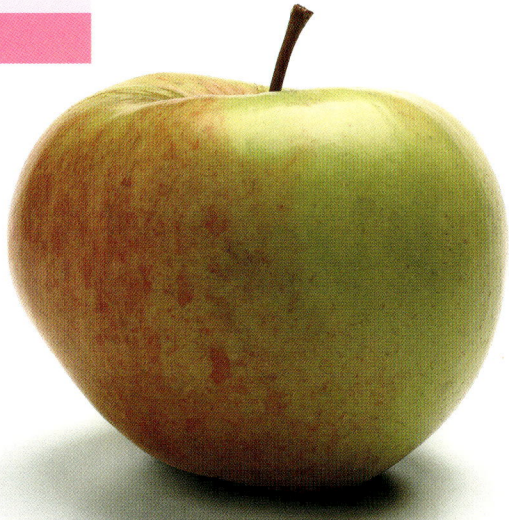

Farfallesalat mit Zitronenlachs

gelingt leicht

Zutaten für 2 Portionen

120 g Farfalle (Schmetterlingsnudeln)

fluoridiertes Jodsalz mit Folsäure

½ Becher Naturjoghurt, 1,5 % Fett

2 EL saure Sahne, 10 % Fett

Pfeffer

1 TL Senf

1 EL Essig

1 TL Olivenöl

½ Bund Basilikum

1 Schale Cocktailtomaten

½ Kugel Mozzarella

1 Lachsfilet (ca. 120 g)

1 EL Zitronensaft

1 EL Olivenöl

Zubereitungszeit: 30 Minuten
Marinierzeit: 30 Minuten
Garzeit: ca. 15 Minuten

Zubereitung

Nudeln in reichlich Salzwasser nach Packungsanleitung *al dente* garen.

Aus Joghurt, sauer Sahne, Salz, Pfeffer, Senf, Essig und Öl ein Dressing herstellen. Basilikum waschen, trocknen und in schmale Streifen schneiden.

Tomaten waschen, trocknen und in Viertel schneiden. Mozzarella in kleine Würfel schneiden. Tomaten, Mozzarella und Dressing mit den gut abgetropften Nudeln vermischen und ca. 30 Minuten ziehen lassen.

Lachs waschen, trocknen und in Würfel schneiden. Öl in einer beschichteten Pfanne erhitzen, Lachswürfel darin scharf anbraten, Hitze reduzieren und ca. 2 Minuten weiter braten. Mit Salz, Pfeffer und Zitronensaft würzen.

Lachswürfel und Basilikumstreifen über den Nudelsalat geben und sofort servieren.

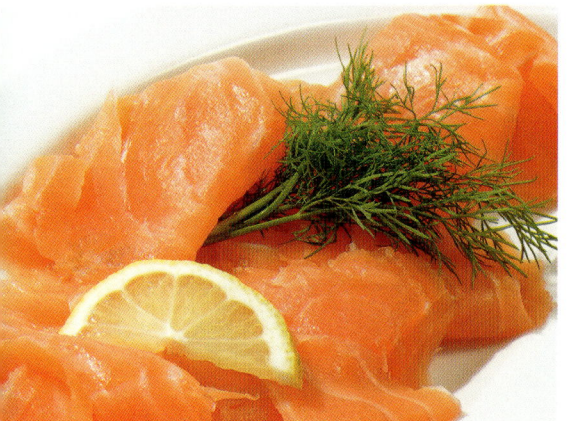

Eine Portion enthält:

603 Kilokalorien/2521 Kilojoule

30 g Eiweiß

33 g Fett

46 g Kohlenhydrate

4 g Ballaststoffe

2,7 mg Zink

0,6 g Omega-3-Fettsäuren

Roter Heringssalat

gut vorzubereiten

Zubereitung

Heringsfilet waschen, trocknen und in Stücke schneiden. Rote Beete und Gewürzgurken abtropfen lassen (etwas Gurkenwasser auffangen) und ebenfalls in Stücke schneiden. Apfel waschen, trocknen, halbieren, Kerngehäuse entfernen und Apfelhälften in Würfel schneiden. Sofort mit dem Zitronensaft beträufeln.

Aus Joghurt, saurer Sahne, Gewürzen und Kräutern ein Dressing herstellen. Falls gewünscht etwas Gurkensud dazugeben und unterrühren. Dill und restliche Salatzutaten unter das Dressing rühren und ca. 1 Stunde marinieren lassen.

Eine Portion enthält:

290 Kilokalorien/1212 Kilojoule

16 g Eiweiß

20 g Fett

11 g Kohlenhydrate

2 g Ballaststoffe

1,2 mg Zink

1,5 g Omega-3-Fettsäuren

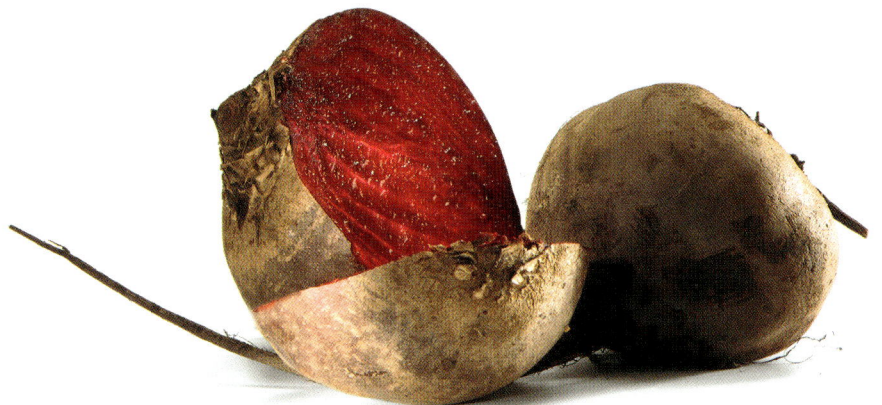

Thunfisch-Aufstrich

gut vorzubereiten

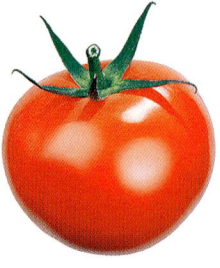

Tomaten-Aufstrich

preiswert

Zutaten für 2 Portionen

4 EL Thunfisch, aus der Dose (ca. 120 g)

2 EL Naturjoghurt, 1,5 % Fett

2 EL saure Sahne

fluoridiertes Jodsalz mit Folsäure

Pfeffer

1 TL Basilikumstreifen

Zubereitungszeit: 5 Minuten

Zutaten für 2 Portionen

2 gehäufte EL Frischkäse, fettreduziert

2 EL Naturjoghurt, 1,5 % Fett

1 kleine Tomate

1 TL Basilikumstreifen

fluoridiertes Jodsalz mit Folsäure

Pfeffer

Zubereitungszeit: 5 Minuten

Zubereitung

Thunfisch abtropfen lassen (Sud auffangen) und mit Joghurt und saurer Sahne mit einem Pürierstab fein mixen. Mit Salz, Pfeffer und Basilikum abschmecken.

Falls der Aufstrich zu fest ist, noch etwas Thunfischsud zugeben.

Zubereitung

Frischkäse und Joghurt glatt rühren. Tomate waschen, trocknen, halbieren, Strunk herausschneiden und Tomatenhälften in Würfel schneiden.

Tomatenwürfel zusammen mit den Basilikumstreifen unter die Frischkäse-Joghurt-Masse rühren und mit Salz und Pfeffer würzen.

Eine Portion enthält:

236 Kilokalorien/987 Kilojoule

12 g Eiweiß

21 g Fett

1 g Kohlenhydrate

0 g Ballaststoffe

0,5 mg Zink

1,8 g Omega-3-Fettsäuren

Eine Portion enthält:

99 Kilokalorien/414 Kilojoule

7 g Eiweiß

7 g Fett

3 g Kohlenhydrate

0 g Ballaststoffe

0,2 mg Zink

0 g Omega-3-Fettsäuren

Fruchtiger Käse-Aufstrich

preiswert

Birne abtropfen lassen und in kleine Würfel schneiden. Birnenwürfel unter die Käse-Quark-Masse rühren und mit Salz, Pfeffer und Zitronensaft würzen.

Zutaten für 2 Portionen

1 kleines Stück Blauschimmelkäse, 50 % Fett i. Tr. (30 g)

2 gehäufte EL Magerquark

2 EL Birne, aus der Dose (50 g)

fluoridiertes Jodsalz mit Folsäure

Pfeffer

1 TL Zitronensaft

Zubereitungszeit: 10 Minuten

Eine Portion enthält:

98 Kilokalorien/410 Kilojoule

7 g Eiweiß

5 g Fett

6 g Kohlenhydrate

1 g Ballaststoffe

1,0 mg Zink

0 g Omega-3-Fettsäuren

Zubereitung

Blauschimmelkäse mit einer Gabel zerdrücken und mit dem Quark zu einer homogenen Masse verrühren.

Tipps & Hinweise

Wer auf Birne mit Unverträglichkeiten reagiert, kann z. B. auch Apfelkompott als süße Zutat im Aufstrich verwenden.

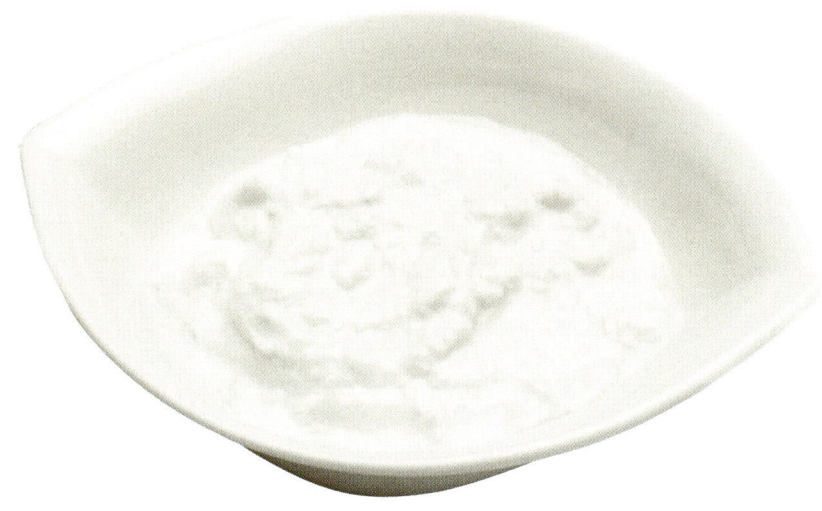

Gefüllte Putenröllchen

preiswert

Zutaten für 2 Portionen

2 Karotten

1 EL Rapsöl

fluoridiertes Jodsalz mit Folsäure

Pfeffer

2 gehäufte EL Quark, Magerstufe

kohlensäurehaltiges Mineralwasser

1 TL geh. Petersilie

4 Scheiben Putenbrust

Zubereitungszeit: 20 Minuten
Garzeit: ca. 8 Minuten

Zubereitung

Karotten waschen, putzen, schälen und in schmale Streifen schneiden. Öl in einem kleinen Topf erhitzen und Karottenstreifen darin andünsten, etwas Wasser zugießen, mit Salz und Pfeffer würzen und ca. 5–8 Minuten garen. Karottenstreifen sollten noch etwas „Biss" haben.

Quark mit etwas kohlensäurehaltigem Mineralwasser mit einem Schneebesen glatt rühren, Petersilie, Salz und Pfeffer zufügen.

Putenbrustscheiben mit etwas abgekühlten Karottenstreifen füllen, Quark darauf verteilen und zusammengerollt sofort servieren.

Eine Portion enthält:

233 Kilokalorien/974 Kilojoule

20 g Eiweiß

14 g Fett

6 g Kohlenhydrate

4 g Ballaststoffe

2,3 mg Zink

0 g Omega-3-Fettsäuren

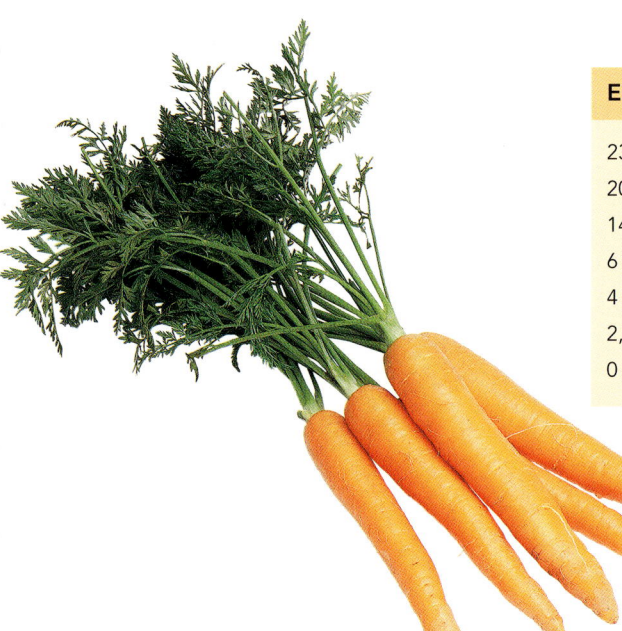

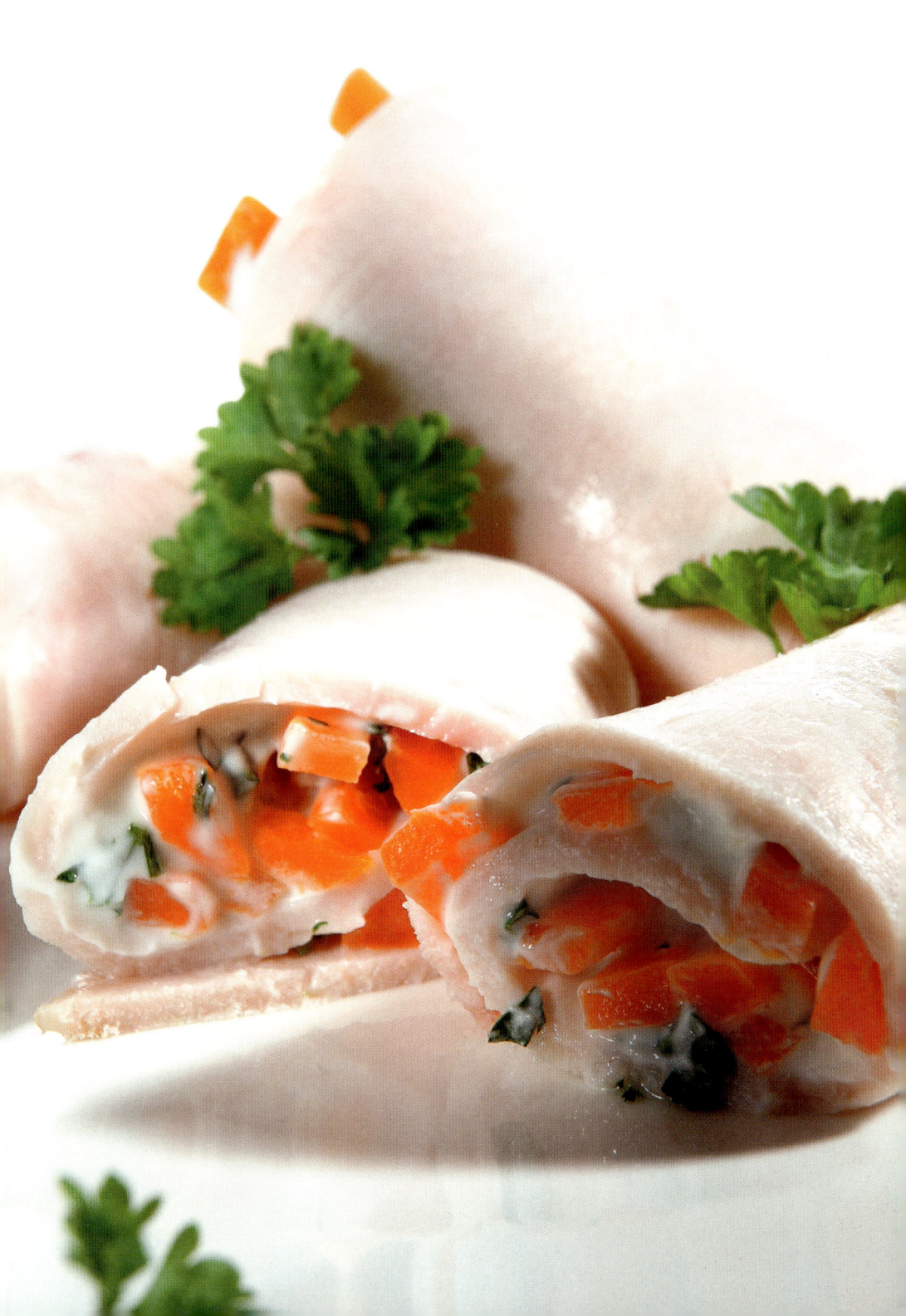

Garnelen-Hütten-käse-Aufstrich

geht schnell

Zutaten für 2 Portionen

2 gehäufte EL Hüttenkäse

2 gehäufte EL Frischkäse, fettreduziert

4 EL Krabben, aus dem Glas

1 TL geh. Dill

fluoridiertes Jodsalz mit Folsäure

Pfeffer

1 TL Zitronensaft

Zubereitungszeit: 5 Minuten

Zubereitung

Hüttenkäse und Frischkäse glatt rühren. Krabben in feine Stücke schneiden und mit Dill unter die Hüttenkäsemasse rühren. Aufstrich mit Salz, Pfeffer und Zitronensaft würzen.

Eine Portion enthält:

135 Kilokalorien/564 Kilojoule

12 g Eiweiß

9 g Fett

2 g Kohlenhydrate

0 g Ballaststoffe

0,8 mg Zink

0 g Omega-3-Fettsäuren

Gebackener Schinken-Käse-Toast

geht schnell

Zutaten für 2 Portionen

4 Scheiben Vollkorntoastbrot

1 EL Frischkäse, fettreduziert

2 Scheiben Gouda, 45 % Fett

2 Scheiben gekochter Schinken

1 EL Rapsöl

Zubereitungszeit: 5 Minuten
Garzeit: 5–8 Minuten

Zubereitung

Toastscheiben kurz toasten, 2 Toastscheiben mit Frischkäse bestreichen und mit Käse- und Schinkenscheiben belegen. Restliche Toastscheiben darauflegen.

Öl in einer beschichteten Pfanne erhitzen und Toast darin von beiden Seiten bei mittlerer Hitze goldgelb backen.

Eine Portion enthält:

421 Kilokalorien/1760 Kilojoule

21 g Eiweiß

25 g Fett

28 g Kohlenhydrate

3 g Ballaststoffe

2,7 mg Zink

0 g Omega-3-Fettsäuren

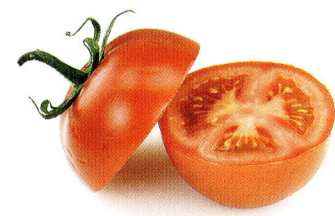

Mozzarella-Toast

gelingt leicht

Zutaten für 2 Portionen

2 Tomaten

1 Mozzarella

4 Scheiben Vollkorntoastbrot

1 gehäufter TL Tomatenmark

fluoridiertes Jodsalz mit Folsäure

Pfeffer

**Zubereitungszeit: 15 Minuten
Garzeit: 5–8 Minuten**

Tipps & Hinweise

Bei Unverträglichkeit von Vollkorn-toast verwenden Sie bitte helles Weizentoastbrot (gilt auch für vor-heriges Rezept).

Wer möchte kann auch Tomaten-mark mit Basilikum als Alternative zum normalen Tomatenmark probieren. Schmeckt noch aroma-tischer!

Zubereitung

Backofen auf 200 °C (Ober- und Unter-hitze) vorheizen. Ein Backblech mit Back-papier belegen.

Tomaten waschen, trocknen, halbieren, Strunk herausschneiden und Tomaten in schmale Scheiben schneiden.

Mozzarella abtropfen lassen und eben-falls in schmale Scheiben schneiden.

Toastscheiben dünn mit Tomatenmark bestreichen und mit Tomaten- und Moz-zarellascheiben belegen. Toast salzen und pfeffern und im Ofen ca. 5–8 Minu-ten überbacken.

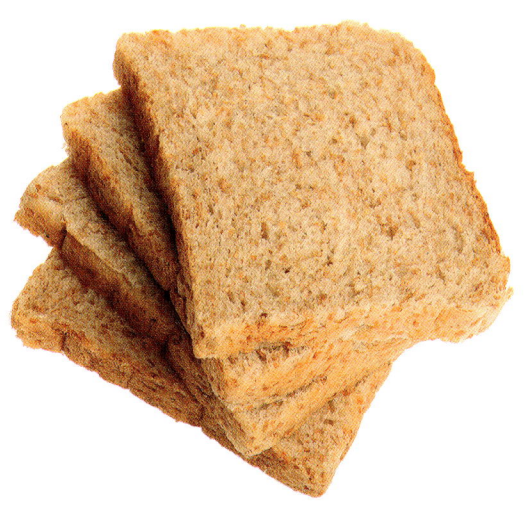

Schnelles California-Wrap

geht schnell

Zutaten für 2 Portionen

1 Karotte (ca. 100 g)

3–6 Eisbergsalatblätter

4 gehäufte EL Magerquark

kohlensäurehaltiges Mineralwasser

fluoridiertes Jodsalz mit Folsäure

Pfeffer

1 Zweig Petersilie

2 Tortilla-Fladen (ca. 140 g)

2 Scheiben Putenbrust

2 EL ger. Emmentaler, 45 % Fett i. Tr.

Zubereitungszeit: 25 Minuten

Zubereitung

Karotte waschen, schälen und in feine Streifen schneiden. Eisbergsalat waschen und in grobe Stücke zerreißen.

Quark mit etwas Mineralwasser glatt rühren und mit Salz und Pfeffer abschmecken. Petersilie waschen, trocknen und Blättchen fein hacken.

Tortilla in der Mikrowelle bei 600 Watt 30 Sekunden erhitzen, Fladen mit Quark bestreichen, gehackte Petersilie und Karottenstreifen darüberstreuen. Salatblätter und Putenbrust auf den Fladen verteilen und den Käse über die Putenbrust streuen.

Fladen fest aufrollen und sofort servieren.

Eine Portion enthält:

277 Kilokalorien/1158 Kilojoule

22 g Eiweiß

3 g Fett

39 g Kohlenhydrate

4 g Ballaststoffe

1,8 mg Zink

0 g Omega-3-Fettsäuren

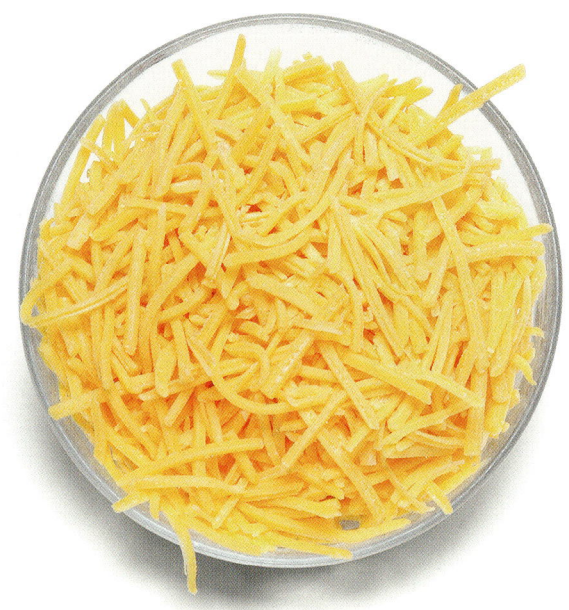

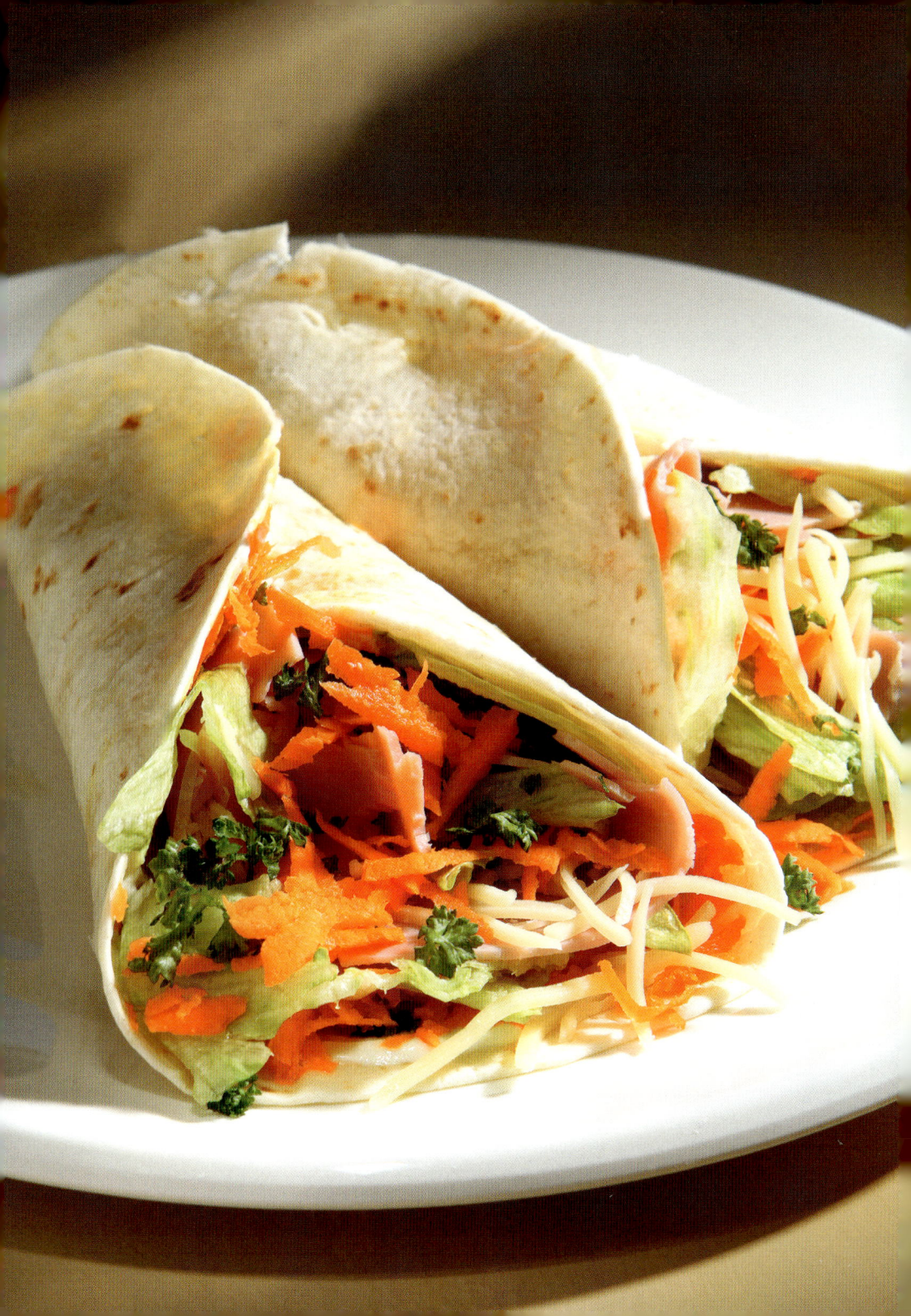

Selbstgemachtes Wrap mit Lachs-Frischkäse-Füllung

gelingt leicht

Zubereitung

Aus Ei, Milch, Mehl und Salz mit den Schneebesen des Handrührgerätes einen Pfannkuchenteig herstellen und 30 Minuten ruhen lassen.

Lachsfilet waschen, trocknen und in Würfel schneiden, mit Zitronensaft und Salz beträufeln bzw. bestreuen. Tomaten waschen, trocknen, halbieren, Strunk herausschneiden und Tomatenhälften in schmale Stücke schneiden.

Die Hälfte des Öls in einer beschichteten Pfanne erhitzen und die Lachswürfel darin ca. 2–3 Minuten anbraten. Lachs zur Seite stellen und ggf. nochmals mit Salz und Pfeffer nachwürzen.

Restliches Öl erhitzen und aus dem Teig 4 dünne oder 2 dicke Pfannkuchen backen.

Pfannkuchen mit saurer Sahne bestreichen, etwas Salz und Pfeffer darüberstreuen und Lachswürfel und Tomatenstücke auf der sauren Sahne verteilen.

Pfannkuchen aufrollen und sofort servieren.

Spargel-pfannkuchen

etwas zeitaufwendiger

Zutaten für 2 Portionen

1 Ei

1 kleine Tasse Milch, 1,5 % Fett (ca. 100 ml)

2 gut geh. EL Mehl, Typ 405 (50 g)

fluoridiertes Jodsalz mit Folsäure

ca. 600 g weißer Spargel

2 Scheiben gekochter Schinken

2 EL Rapsöl

1 Zweig Petersilie

Zubereitungszeit: 30 Minuten
Ruhezeit: ca. 40 Minuten
Garzeit: ca. 25 Minuten

Zubereitung

Aus Ei, Milch, Mehl und etwas Salz einen Pfannkuchenteig herstellen und zugedeckt ca. 30–40 Minuten stehen lassen.

Spargel schälen, holzige Enden abschneiden und in kochendem Salzwasser ca. 10–15 Minuten köcheln lassen.

Schinken in kleine Würfel schneiden.

½ EL Öl in einer beschichteten Pfanne erhitzen, einige Schinkenwürfel darin anbraten und die Hälfte des Pfannkuchenteiges in die Pfanne gießen. Goldbraun backen, nochmals einige Schinkenwürfel auf den Teig geben, Pfannkuchen wenden und von der anderen Seite ebenfalls goldbraun backen. Nochmals ½ EL Öl in die Pfanne geben und restliche Schinkenwürfel und Pfannkuchenteig zu einem zweiten Pfannkuchen backen. Pfannkuchen warm stellen.

Restliches Öl in die Pfanne geben und die abgetropften Spargelstangen portionsweise darin anbraten.

Petersilie waschen, trocknen und fein hacken.

Spargelstangen mit Petersilie bestreuen und in die Pfannkuchen füllen.

Eine Portion enthält:

442 Kilokalorien/1848 Kilojoule

25 g Eiweiß

26 g Fett

25 g Kohlenhydrate

5 g Ballaststoffe

2,8 mg Zink

0 g Omega-3-Fettsäuren

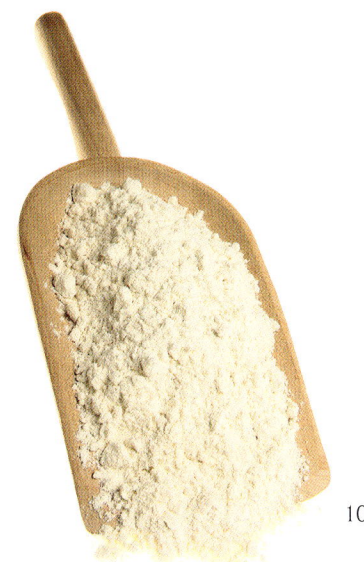

Neue Kartoffeln mit Frühlingsquark

preiswert

Zutaten für 2 Portionen

6 eigroße Kartoffeln (ca. 500 g)

1 Pck. Magerquark (250 g)

½ Becher Naturjoghurt, 1,5 % Fett

kohlensäurehaltiges Mineralwasser

1 Bund frische, gemischte Kräuter
(z. B. Petersilie, Dill, Kerbel)

fluoridiertes Jodsalz mit Folsäure

Pfeffer

Zubereitungszeit: 15 Minuten
Garzeit: 10 Minuten

Zubereitung

Kartoffeln gründlich waschen und im Dampfdrucktopf 10 Minuten garen.

Aus Quark, Joghurt und einem Schuss Mineralwasser mit dem Schneebesen eine homogene Masse rühren.

Kräuter waschen, trocknen und Blättchen fein hacken. Mit Salz und Pfeffer unter die Quarkmasse mischen und Frühlingsquark herzhaft abschmecken.

Kartoffeln schälen und mit Quark servieren.

Eine Portion enthält:

293 Kilokalorien/1225 Kilojoule

24 g Eiweiß

1 g Fett

44 g Kohlenhydrate

6 g Ballaststoffe

1,9 mg Zink

0 g Omega-3-Fettsäuren

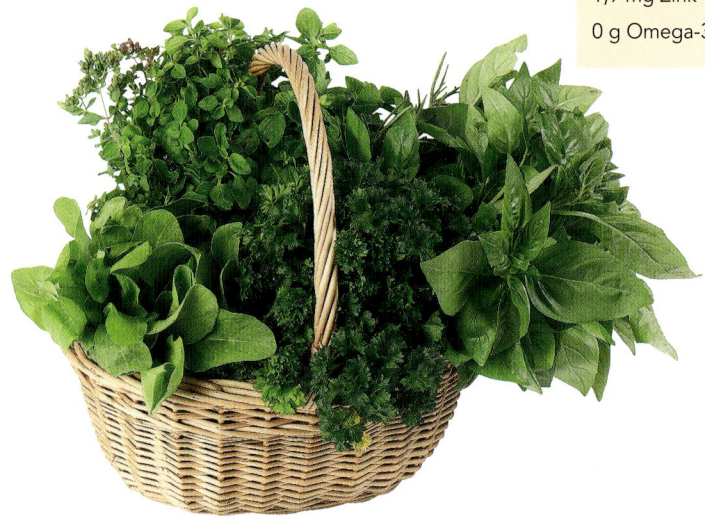

Basilikum-Gnocchi

mediterran

Zutaten für 2 Portionen

6 eigroße Kartoffeln (ca. 500 g)

3 EL Kartoffelmehl (ca. 60 g)

2 Eier

fluoridiertes Jodsalz mit Folsäure

Pfeffer

Muskatnuss

1 Bund Basilikum

1 EL Olivenöl

1 Stück Parmesan (ca. 30 g)

Zubereitungszeit: 30 Minuten
Ruhezeit: 10 Minuten
Garzeit: ca. 30 Minuten

Zubereitung

Kartoffeln waschen, schälen, in Würfel schneiden und in Salzwasser 20 Minuten kochen.

Abgießen und sofort durch eine Kartoffelpresse drücken. Etwas abkühlen lassen und danach mit Kartoffelmehl, Eiern, Salz, Pfeffer und Muskatnuss zu einem geschmeidigen Teig verkneten. Sollte der Teig noch zu weich sein, 1–2 TL Kartoffelmehl unterkneten.

Kartoffelteig auf wenig Mehl zu Rollen (ca. 3 cm Durchmesser) formen. In ca. 2 cm breite Streifen schneiden und einem bemehlten Gabelrücken leicht eindrücken. Gnocchi ca. 10 Minuten ruhen lassen.

Reichlich Salzwasser in einem weiten Topf zum Kochen bringen. Gnocchi darin bei schwacher Hitze ca. 4–6 Minuten gar ziehen lassen. Herausheben und gut abtropfen lassen.

Basilikum waschen, trocknen und die Blättchen fein hacken.

Öl in einer großen Pfanne erhitzen und Gnocchi darin unter Wenden 2–3 Minuten braten. Basilikum unterrühren und mit Salz und Pfeffer würzen.

Parmesan fein reiben und über die Basilikum-Gnocchi streuen.

Eine Portion enthält:

510 Kilokalorien/2132 Kilojoule

18 g Eiweiß

20 g Fett

62 g Kohlenhydrate

6 g Ballaststoffe

2,3 mg Zink

0 g Omega-3-Fettsäuren

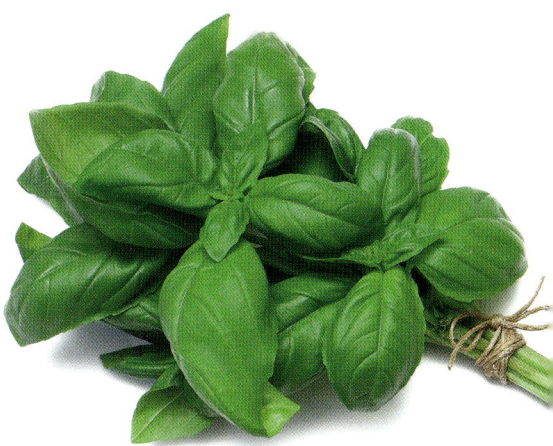

Leichtes Kartoffelgratin

etwas zeitaufwendiger

Zubereitung

Kartoffeln schälen, waschen und in Scheiben hobeln. Thymian waschen, trocken tupfen. Frischkäse und Milch in einen Topf geben und Kartoffelscheiben in der Milch aufkochen lassen. Mit Thymian, Salz, Pfeffer und Muskatnuss ca. 10 Minuten köcheln. Thymianstiele herausnehmen.

Backofen auf 200 °C (Ober- und Unterhitze) vorheizen.

Eine Auflaufform leicht fetten und die Kartoffel-Milch-Mischung hineingeben. Mit Käse bestreuen und im Ofen 40–45 Minuten backen.

Eine Portion enthält:

623 Kilokalorien/2604 Kilojoule

32 g Eiweiß

34 g Fett

45 g Kohlenhydrate

6 g Ballaststoffe

3,8 mg Zink

0 g Omega-3-Fettsäuren

Tipps & Hinweise

Servieren Sie zu dem Kartoffelgratin einen knackigen Frühlingssalat.

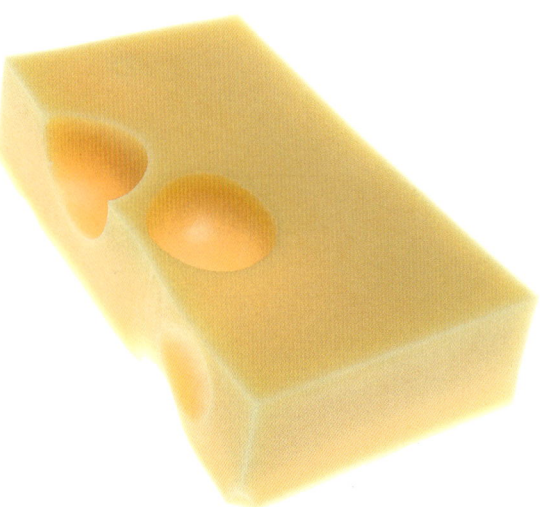

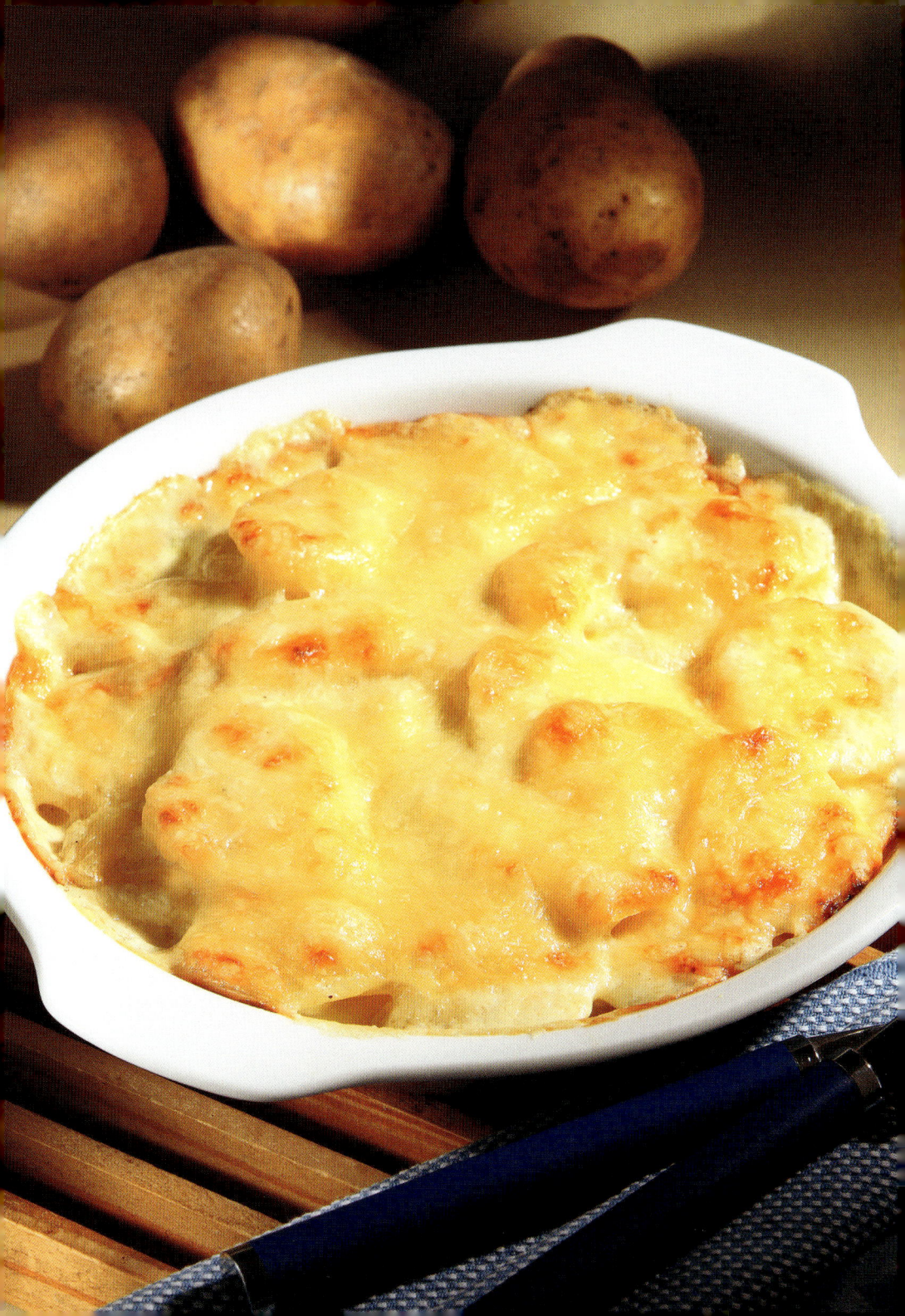

Basilikum-cremesuppe

preiswert

Zutaten für 2 Portionen

2 eigroße Kartoffeln

1 kleiner Bund Basilikum

1 EL Olivenöl

½ l Gemüsebrühe

½ l Milch, 1,5 % Fett

fluoridiertes Jodsalz mit Folsäure

Pfeffer

Muskatnuss

2 TL Zitronensaft

2 EL Frischkäse, fettreduziert

Zubereitungszeit: 20 Minuten
Garzeit: ca. 10 Minuten

Eine Portion enthält:

267 Kilokalorien/1116 Kilojoule

11 g Eiweiß

15 g Fett

21 g Kohlenhydrate

3 g Ballaststoffe

1,1 mg Zink

0 g Omega-3-Fettsäuren

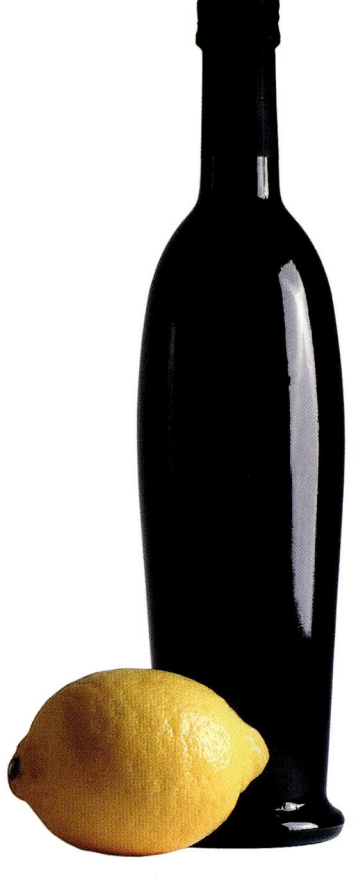

Zubereitung

Kartoffeln waschen, schälen und in Würfel schneiden. Basilikum waschen, trocknen und Blättchen in feine Streifen schneiden.

Öl in einem kleinen Topf erhitzen und Kartoffelwürfel darin kurz anschwitzen, Gemüsebrühe und Milch angießen und Suppe aufkochen lassen. Suppe ca. 10 Minuten bei mittlerer Hitze köcheln lassen und am Ende der Garzeit mit einem Pürierstab fein mixen.

Suppe mit Salz, Pfeffer, Muskatnuss und Zitronensaft würzen. Frischkäse und Basilikum unterrühren und gleich servieren.

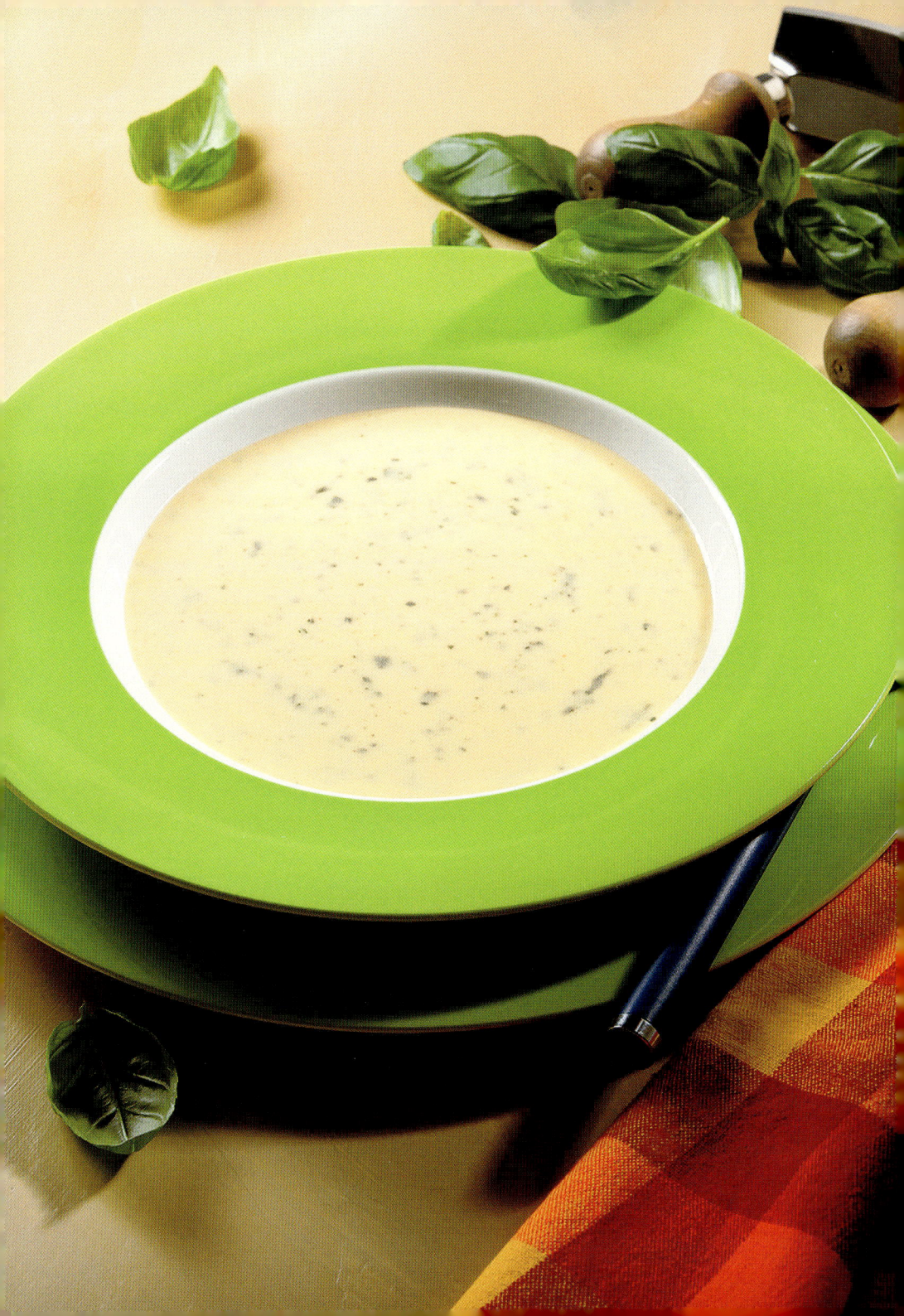

Exotische Karottensuppe

gelingt leicht

Zubereitung

Reis in der doppelten Menge Salzwasser nach Packungsanleitung garen. Am Ende der Garzeit abtropfen lassen.

Karotte waschen, schälen und in kleine Würfel schneiden. Ingwer schälen und ebenfalls in kleine Würfel schneiden.

Öl in einem kleinen Topf erhitzen und Karotten- und Ingwerwürfel darin andünsten. Mit Gemüsebrühe, Karottensaft und Kokosmilch ablöschen und Suppe zum Kochen bringen. Zugedeckt bei mittlerer Hitze ca. 10 Minuten köcheln lassen.

Suppe mit Salz, Pfeffer und Curry würzen, Kokosraspeln und Reis in der Suppe kurz erwärmen und servieren.

Eine Portion enthält:

235 Kilokalorien/982 Kilojoule

5 g Eiweiß

12 g Fett

26 g Kohlenhydrate

5 g Ballaststoffe

1,3 mg Zink

0 g Omega-3-Fettsäuren

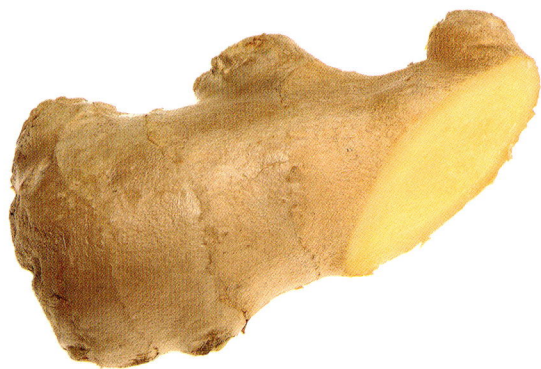

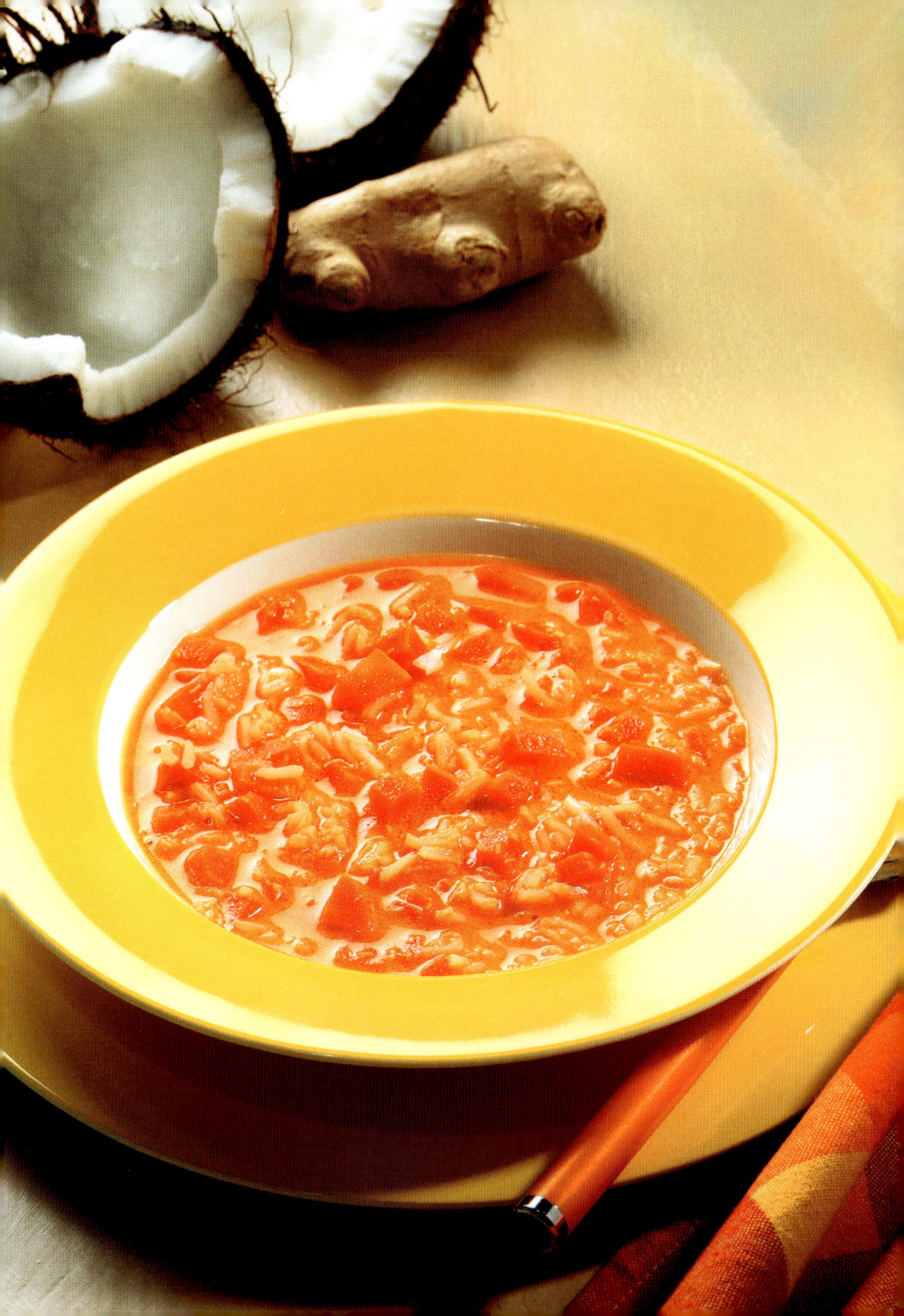

Selleriecremesuppe mit Zimtcroutons

preiswert

Zutaten für 2 Portionen
2 kleine Äpfel
1 EL Zitronensaft
1 Stück Sellerie (ca. 200 g)
2 TL Rapsöl
400 ml Gemüsebrühe
4 EL Kondensmilch, 7,5 % Fett
1 Scheibe Toastbrot
½ TL Zimt
fluoridiertes Jodsalz mit Folsäure
Pfeffer
1 TL geh. Petersilie
Zubereitungszeit: 25 Minuten   **Garzeit: ca. 25 Minuten**

Zubereitung

Äpfel waschen, halbieren, Kerngehäuse entfernen und Apfelhälften in Würfel schneiden und sofort mit Zitronensaft beträufeln.

Sellerie waschen, schälen und ebenfalls in Würfel schneiden.

Die Hälfte des Öls in einem kleinen Topf erhitzen und die Apfel- und Selleriewürfel darin andünsten. Mit Gemüsebrühe und Kondensmilch ablösen, Suppe aufkochen lassen und ca. 15–20 Minuten bei mittlerer Hitze köcheln lassen.

Toast in Würfel schneiden und restliches Öl in einer beschichteten Pfanne erhitzen. Toastwürfel darin goldgelb anbraten, mit Zimt verfeinern und zur Seite stellen.

Suppe mit Salz, Pfeffer und Petersilie würzen und mit einem Pürierstab fein mixen.

Mit Zimtcroutons garniert servieren.

Eine Portion enthält:
229 Kilokalorien/957 Kilojoule
9 g Eiweiß
9 g Fett
27 g Kohlenhydrate
7 g Ballaststoffe
1,2 mg Zink
0 g Omega-3-Fettsäuren

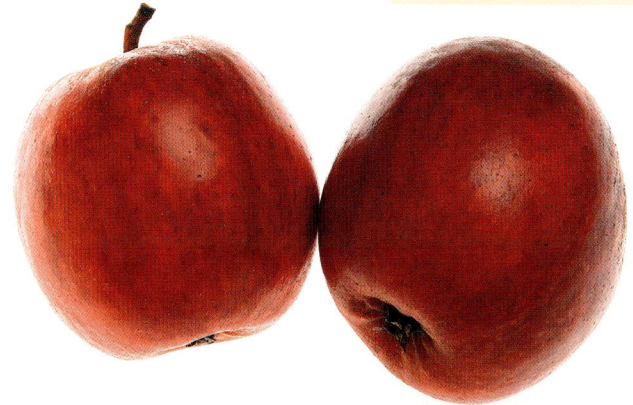

SÜSSE ZWISCHEN-**MAHLZEITEN** UND DESSERTS

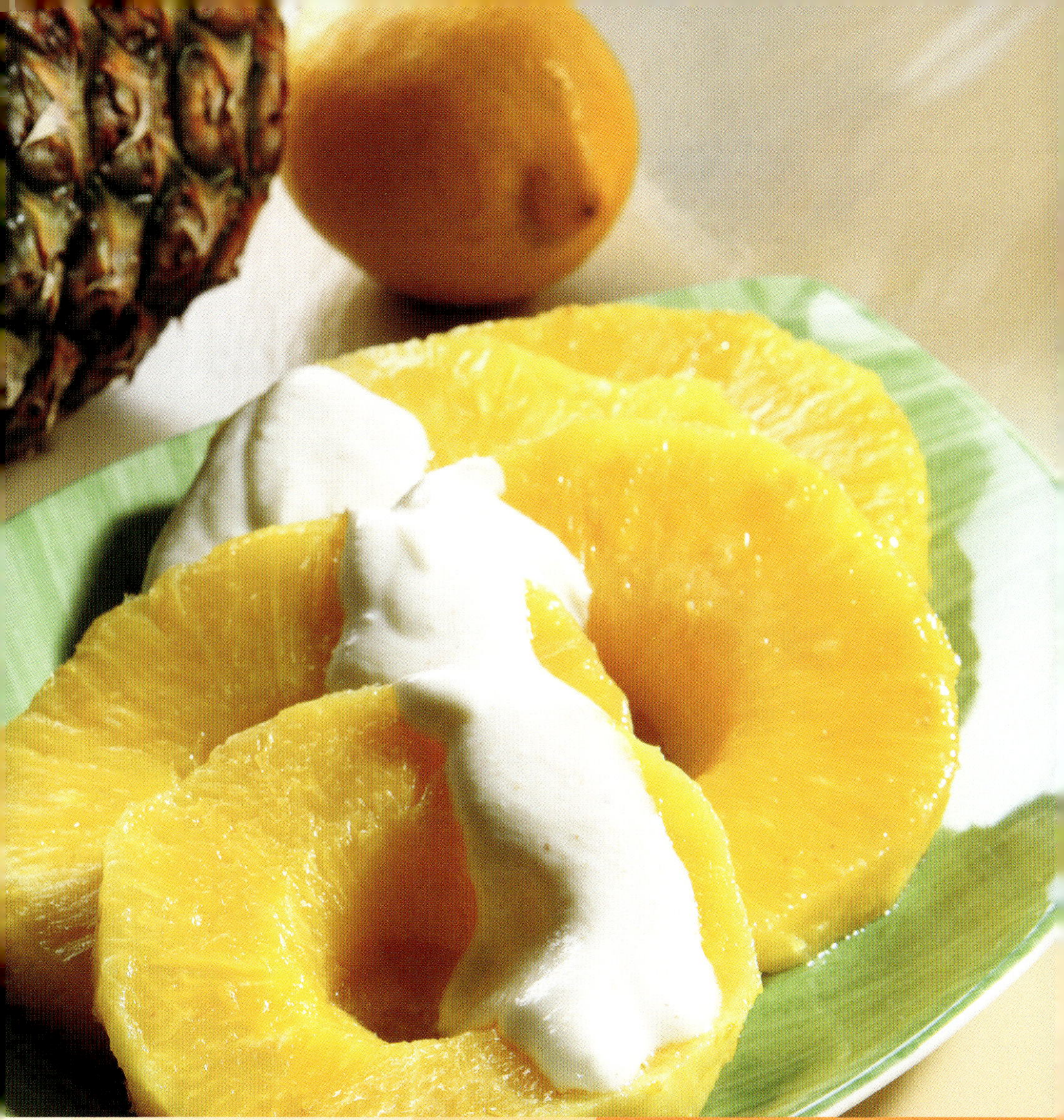

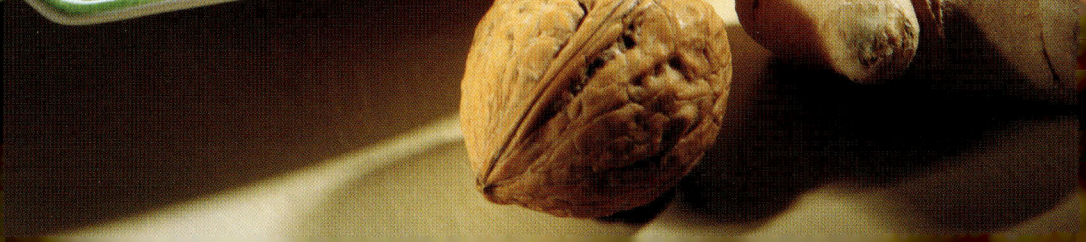

Zwischendurch eine kleine Süßigkeit, ein leckeres Stück Kuchen oder einen fitmachenden Drink? Ernährungswissenschaftler und Diätassistenten empfehlen, täglich lieber vier kleinere als zwei große Mahlzeiten zu essen. Eine kleine Zwischenmahlzeit, die aktiv macht oder nicht belastet, ist für den Darm und die gesamte Verdauung eine Wohltat. Probieren Sie die Rezepte einfach aus. Oder variieren Sie sie nach Ihren eigenen kreativen Vorstellungen und Wünschen. Also: Essen Sie öfter mal eine Kleinigkeit zwischendurch – so bleiben Sie aktiv.

Gefüllte Pfirsiche mit Honigjoghurt

geht schnell

Zutaten für 2 Portionen

6 Pfirsichhälften (Konserve)

1 Becher Naturjoghurt, 1,5 % Fett

1 EL flüssiger Honig (z. B. Akazie)

½ TL Zimt

Zubereitungszeit: 5 Minuten

Zubereitung

Pfirsiche gut abtropfen lassen. Etwas Fruchtsaft auffangen. Joghurt mit Fruchtsaft und Honig glatt rühren und mit Zimt verfeinern.

Joghurt in einen Spritzbeutel füllen und Pfirsichhälften mit Honigjoghurt füllen.

Eine Portion enthält:

180 Kilokalorien/752 Kilojoule

4 g Eiweiß

1 g Fett

37 g Kohlenhydrate

3 g Ballaststoffe

0,6 mg Zink

0 g Omega-3-Fettsäuren

Tipps & Hinweise

Falls Sie auf Zucker bzw. Honig mit Unverträglichkeiten reagieren, kann dieses Rezept auch mit flüssigem Süßstoff zubereitet werden. Verwenden Sie einige Spritzer flüssigen Süßstoff anstelle des Honigs. Wer auf Pfirsich mit Unverträglichkeiten reagiert, verwendet stattdessen Apfel. Dünsten Sie den Apfel vor dem Füllen mit dem Honigjoghurt einige Minuten in etwas Apfelsaft.

Mangodessert

geht schnell

Zutaten für 2 Portionen

200 g Mango (Konserve)

2 gehäufte EL Magerquark

1 Becher Naturjoghurt, 1,5 % Fett

½ Vanilleschote

Zubereitungszeit: 10 Minuten

Zubereitung

Mangos abtropfen lassen (etwas Fruchtsaft auffangen) und in Würfel schneiden. Mangowürfel und 1–3 EL Fruchtsaft in ein hohes Gefäß geben und mit einem Pürierstab fein mixen.

Aus Quark und Joghurt eine homogene Masse rühren. Vanilleschote der Länge nach aufschlitzen und das Mark mit einem scharfen Messer herauskratzen. Vanillemark und Mangopüree unter die Joghurtmasse rühren, sofort servieren.

Eine Portion enthält:

129 Kilokalorien/539 Kilojoule

6 g Eiweiß

1 g Fett

23 g Kohlenhydrate

2 g Ballaststoffe

0,4 mg Zink

0 g Omega-3-Fettsäuren

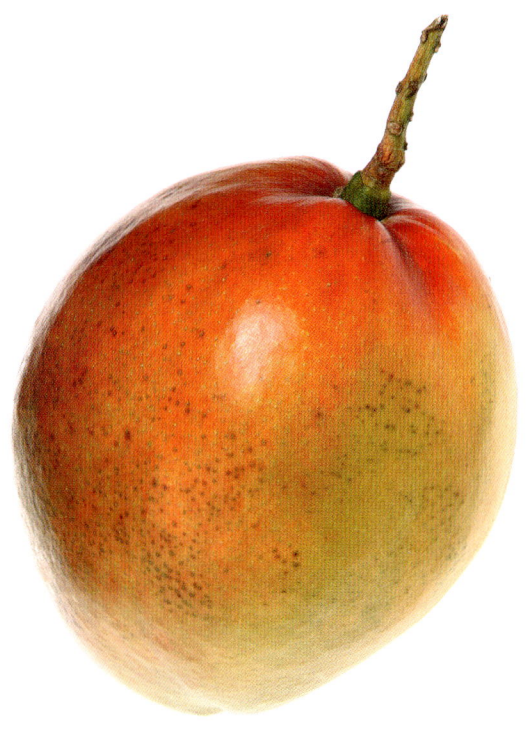

Gebackene Ananas mit Joghurtsoße

gelingt leicht

Zutaten für 2 Portionen

½ Ananas

1 TL Walnussöl

2 EL Naturjoghurt

1 EL Zitronensaft

einige Spritzer flüssigen Süßstoff

1 Msp. gem. Ingwer

**Zubereitungszeit: 10 Minuten
Garzeit: ca. 5 Minuten**

Zubereitung

Ananas schälen, in Scheiben schneiden und den Strunk mit einem scharfen Messer entfernen.

Öl in einer beschichteten Pfanne leicht erhitzen und Ananasscheiben darin rundherum anbacken. Herausnehmen und kurz abkühlen lassen.

Aus Joghurt, Walnüssen, Zitronensaft, Süßstoff und Ingwer eine Soße herstellen.

Ananasscheiben auf einer Platte anrichten und mit Joghurtsoße beträufelt servieren.

Eine Portion enthält:

87 Kilokalorien/364 Kilojoule

1 g Eiweiß

4 g Fett

11 g Kohlenhydrate

2 g Ballaststoffe

0,4 mg Zink

0 g Omega-3-Fettsäuren

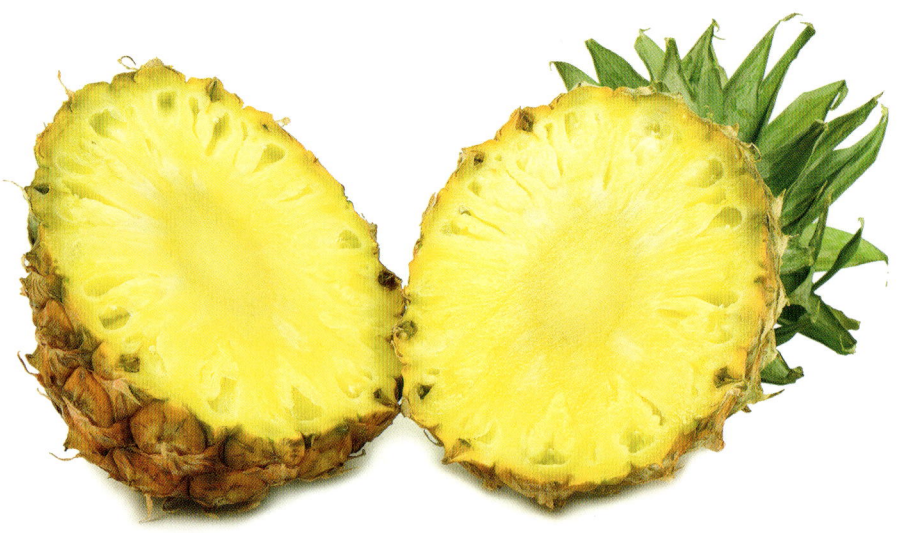

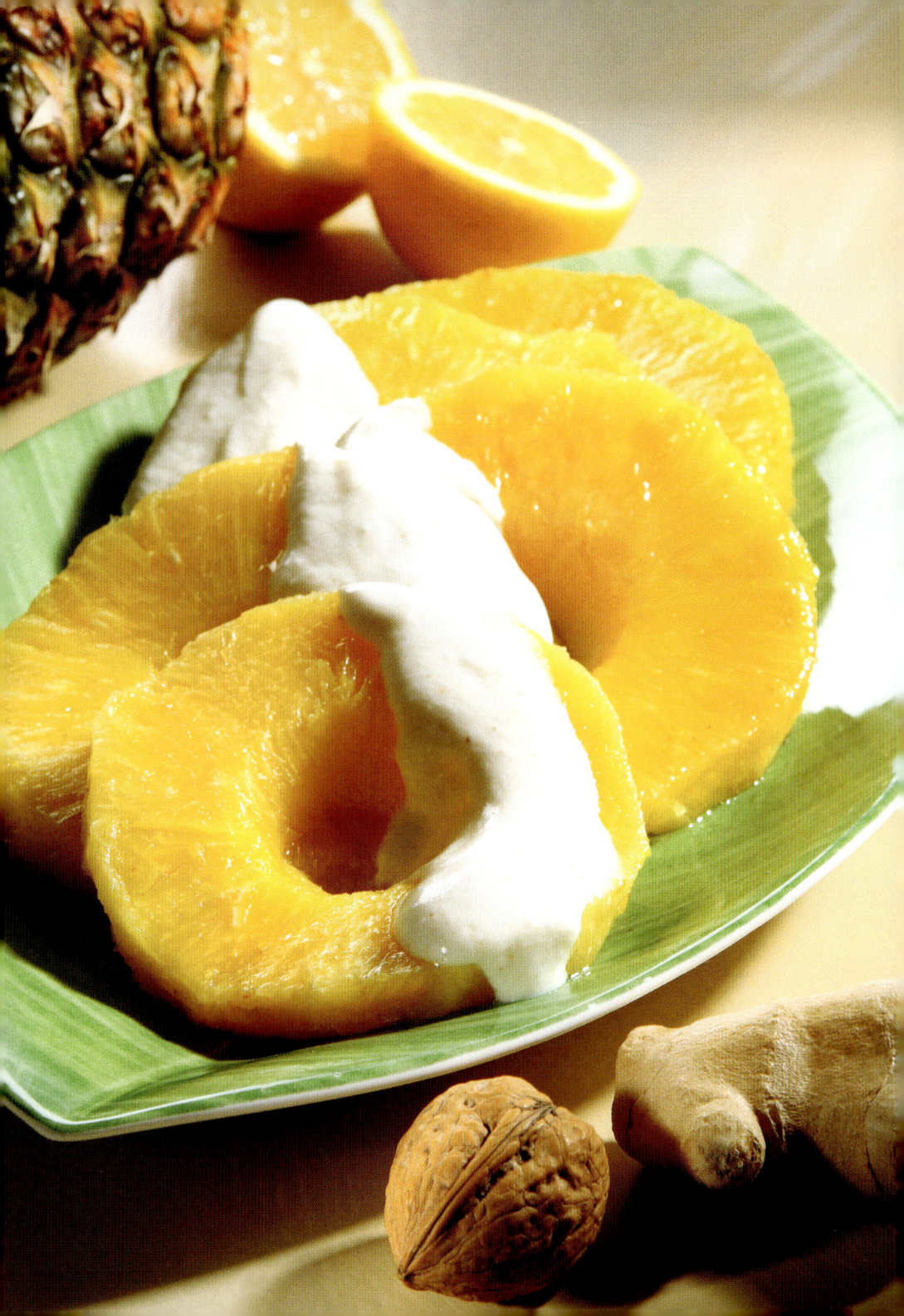

Rhabarberkompott mit Quarkhaube

gut vorzubereiten

Zutaten für 2 Portionen

250 g Rhabarber

75 ml Kirschsaft und 2 EL Kirschsaft (zum Anrühren des Puddingpulvers)

einige Spritzer flüssiger Süßstoff

1 EL Vanillepuddingpulver

2 gehäufte EL Magerquark

kohlensäurehaltiges Mineralwasser

½ Vanilleschote

Zubereitungszeit: 20 Minuten
Garzeit: ca. 8 Minuten

Zubereitung

Rhabarber waschen, putzen und in Scheiben schneiden. Rhabarber mit Kirschsaft in einen Topf geben und 5 Minuten dünsten. Mit Süßstoff abschmecken (vorsichtig dosieren, Menge nach Belieben).

Vanillepuddingpulver mit 2 EL Kirschsaft glatt rühren, unter Rühren zum Rhabarber geben und einmal aufkochen lassen. Im kalten Wasserbad abkühlen lassen.

Quark und Mineralwasser mit einem Schneebesen glatt rühren. Vanilleschote der Länge nach halbieren, das Mark herauskratzen und mit einem Tropfen Süßstoff zum Quark geben. Quarkmasse in einen Spritzbeutel füllen.

Abgekühltes Kompott in zwei Gläser füllen und mit Quarktupfen verzieren.

Eine Portion enthält:

89 Kilokalorien/372 Kilojoule

5 g Eiweiß

0 g Fett

14 g Kohlenhydrate

3 g Ballaststoffe

0,4 mg Zink

0 g Omega-3-Fettsäuren

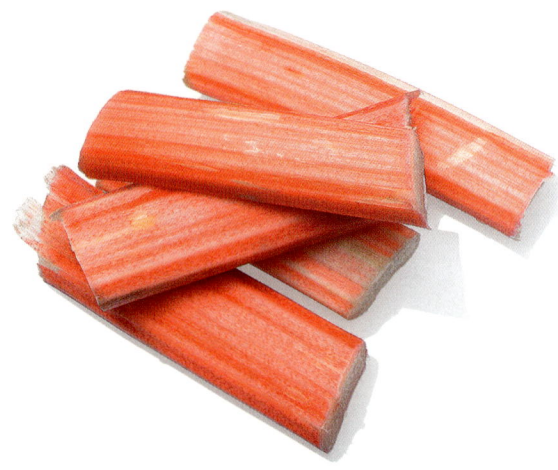

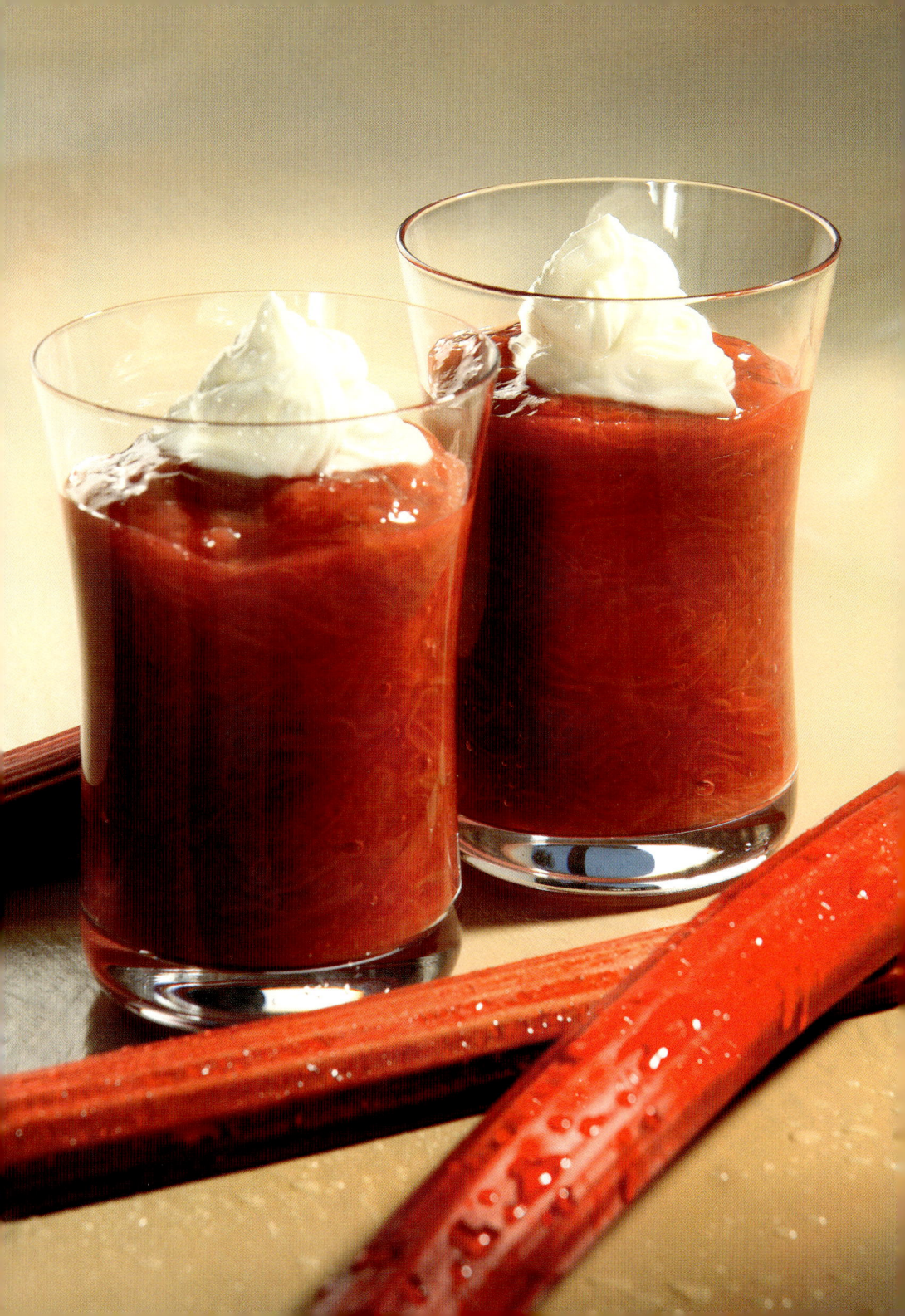

Zitronencreme

preiswert

Zubereitung

Gelatine in etwas kaltem Wasser ca. 10 Minuten einweichen.

Zitrone heiß waschen, Schale abreiben und Zitrone auspressen. Joghurt, saure Sahne, Süßstoff, Zitronenschale und -saft miteinander verrühren.

Gelatine über einem heißen Wasserbad schmelzen lassen oder in der Mikrowelle einige Sekunden erhitzen, bis die Gelatine flüssig ist.

Etwas von der Joghurtmasse in die heiße Gelatine einrühren (Temperaturausgleich). Die Gelatine unter die restliche Joghurtmasse rühren und die Creme in zwei Portionsschälchen verteilen.

Zitronencreme 1–2 Stunden kalt stellen.

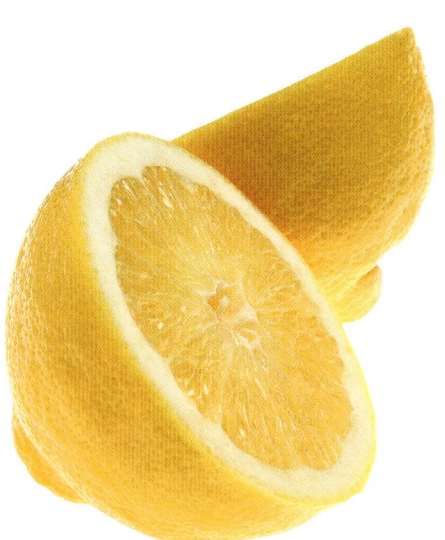

Bananen-Zitronen-Eis

gelingt leicht

Zutaten für 2 Portionen

3 Bananen (à 150 g)

2 EL Zitronensaft

100 ml Buttermilch

**Zubereitungszeit: 15 Minuten
Gefrierzeit: 3 Stunden**

Zubereitung

2 große flache Teller mit Klarsichtfolie bespannen. Bananen schälen und in ½ cm dicke Scheiben schneiden und nebeneinander auf den Tellern verteilen. Teller mindestens 3 Stunden einfrieren.

Die gefrorenen Bananenscheiben in ein hohes Gefäß geben. Zitronensaft und Buttermilch dazugießen und mit einem Mixstab so lange pürieren, bis eine glatte Eismasse entsteht. Kugeln ausstechen und sofort servieren.

Eine Portion enthält:

165 Kilokalorien/690 Kilojoule

3 g Eiweiß

1 g Fett

35 g Kohlenhydrate

3 g Ballaststoffe

0,6 mg Zink

0 g Omega-3-Fettsäuren

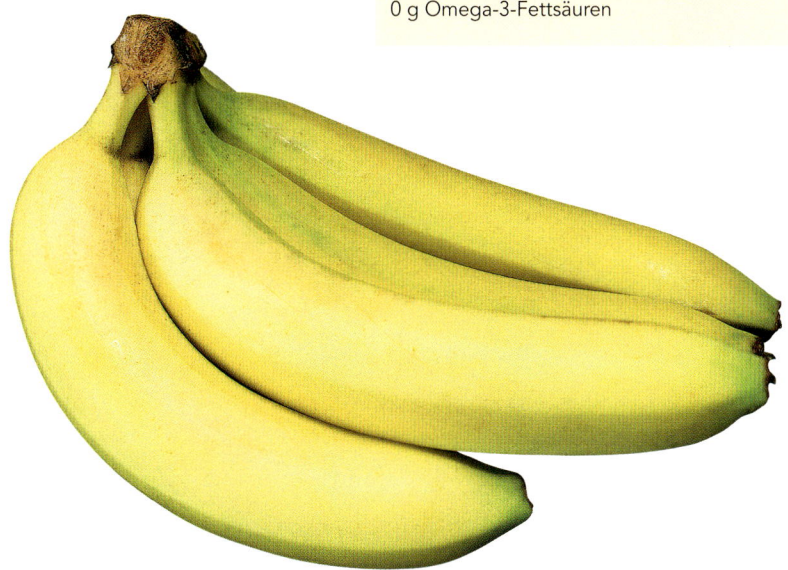

Orangen-Kefir

preiswert

Orangentee, Kefir und Honig mit dem Stabmixer kurz aufschäumen, in zwei Gläser gießen und mit der Orangenschale bestreuen.

Zutaten für 2 Portionen

2 Bio-Orangen

1 EL schwarzer Tee

½ Becher Kefir

½ EL Honig

Zubereitungszeit: 10 Minuten
Ziehzeit: 5 Minuten
Kühlzeit: ca. 30 Minuten

Eine Portion enthält:

114 Kilokalorien/477 Kilojoule

5 g Eiweiß

2 g Fett

16 g Kohlenhydrate

0 g Ballaststoffe

0,6 mg Zink

0 g Omega-3-Fettsäuren

Zubereitung

1 Orange heiß waschen, abtrocknen und die Schale fein abreiben. Beide Orangen auspressen, Saft aufkochen.

Tee in einen Filter geben und im heißen Saft ca. 5 Minuten ziehen lassen. Tee herausnehmen und Orangentee abkühlen lassen.

Tipps & Hinweise

Wer auf Zucker bzw. Honig mit Unverträglichkeiten reagiert, kann dieses Rezept auch mit flüssigem Süßstoff zubereiten. Verwenden Sie einige Spritzer flüssigen Süßstoff anstelle des Honigs.

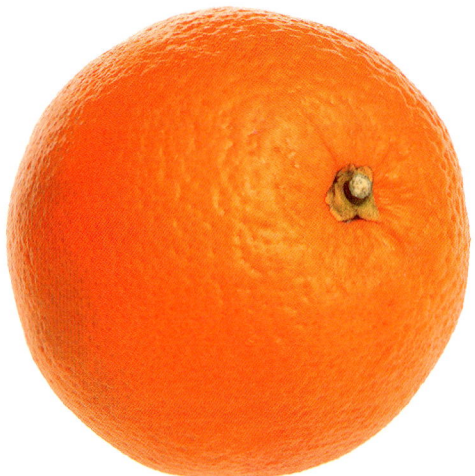

Bananen-Erdbeer-Milch

gelingt leicht

Zutaten für 2 Portionen

1 Banane

1 EL Zitronensaft

1 Handvoll Erdbeeren (ca. 50 g)

¼ l Buttermilch

¼ l Milch, 1,5 % Fett

2 EL Haferflocken

Zubereitungszeit: 10 Minuten

Zubereitung

Banane schälen und in Stücke schneiden, sofort mit Zitronensaft beträufeln. Erdbeeren waschen, trocknen, Stiele entfernen und zusammen mit den Bananenstücken in einem Mixglas mit einem Pürierstab zerkleinern.

Buttermilch, Milch und Haferflocken zugeben und nochmals kräftig durchmixen.

Eine Portion enthält:

198 Kilokalorien/828 Kilojoule

10 g Eiweiß

4 g Fett

30 g Kohlenhydrate

2 g Ballaststoffe

1,71 mg Zink

0 g Omega-3-Fettsäuren

Tipps & Hinweise

Falls Sie auf laktosehaltige Lebensmittel (z. B. Milch bzw. Buttermilch) mit Unverträglichkeit reagieren, tauschen Sie die Milch und die Buttermilch gegen Sojamilch (laktosefrei) aus.

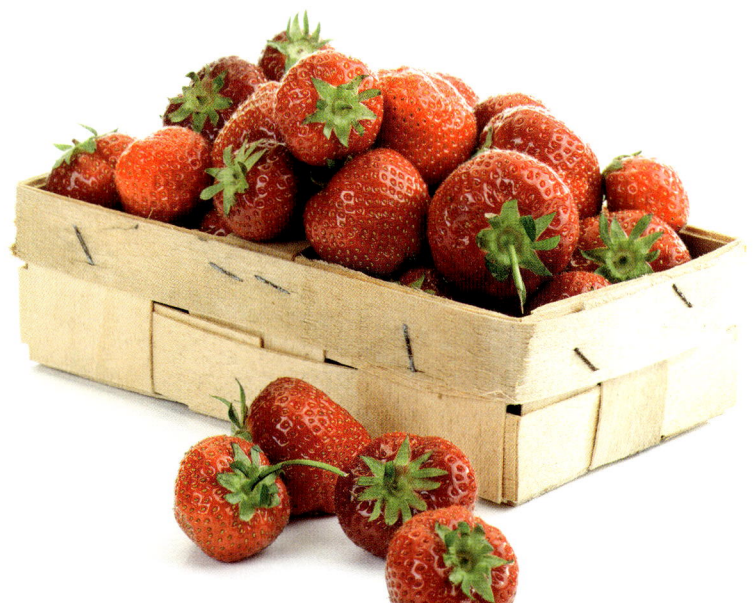

Rat und Tat

Wichtige Adressen

Deutsche Morbus Crohn und Colitis ulcerosa Vereinigung (DCCV) e. V.
Reinhardtstraße 18
10117 Berlin
Tel. 030 20003920
Fax 030 200039287
E-Mail: info@dccv.de
www.dccv.de

Österreichische Morbus Crohn/Colitis ulcerosa Vereinigung (ÖMCCV) e. V.
Obere Augartenstraße 26–28
A-1020 Wien
Tel. 0043 1 3330633
E-Mail: office@oemccv.at
ww.oemccv.at

Schweizerische Morbus Crohn/Colitis ulcerosa Vereinigung (SMCCV) e. V.
Postfach
CH-5000 Aarau
Tel. 0041 62 8248707
E-Mail: welcome@smccv.ch
www.smccv.ch

Deutsche ILCO e. V.
Thomas-Mann-Straße 40
53111 Bonn
Tel. 0228 33889450
E-Mail: info@ilco.de
www.ilco.de

Österreichische ILCO e. V.
Oberer Augartenstraße 26–28
A-1020 Wien
Tel. 0043 1 3 323863
E-Mail: stomaselbsthilfeilco@tele2.at
www.ilco.at

ILCO-Schweiz e. V.
Buchenweg 35
CH-3064 Schüpfen
Tel. 0041 31 87924 68
E-Mail: info@ilco.ch
www.ilco.ch

Falk Foundation e. V.
Leinenweberstraße 5
79108 Freiburg
E-Mail: literaturservice@falkfoundation.de
www.falkfoundation.de

Deutsches Kompetenzzentrum Gesundheitsförderung und Diätetik e. V.
c/o Mareike Carlitscheck
Adolphstraße 5
50679 Köln
E-Mail: kompetenz-zentrum@email.de
www.dkgd.de

Zentrum für Ernährungskommunikation, Diätberatung und Gesundheitspublizistik (ZEK)
Sven-David Müller
Wendenschlossstraße 439
12557 Berlin
E-Mail: diaetmueller@web.de
www.svendavidmueller.de

Wichtige Internetadressen

www.dge.de
Deutsche Gesellschaft für Ernährung e. V.

www.aid.de
aid infodienst Verbraucherschutz
Ernährung Landwirtschaft e. V.

www.bzga.de
Bundeszentrale für gesundheitliche
Aufklärung

www.vdd.de
Verband der Diätassistenten e. V.

www.vdoe.de
Verband der Oecotrophologen e. V.

www.falkfoundation.de
Kostenloses Infomaterial zu CED

www.dgem.de
Deutsche Gesellschaft für
Ernährungsmedizin

Buchtipps

Sven-David Müller, Katrin Raschke:
Kalorien-Nährwert-Lexikon, 2004.
Schlütersche Verlagsgesellschaft mbH &
Co. KG

**Sven-David Müller,
Christiane Weißenberger:**
Ernährungsratgeber Untergewicht,
2009.
Schlütersche Verlagsgesellschaft mbH &
Co. KG

**Sven-David Müller-Nothmann,
Michael Vogt, Doreen Nothmann:**
Moderne Ernährungsmärchen, 2006.
Schlütersche Verlagsgesellschaft mbH &
Co. KG

**Almut Carlitscheck,
Sven-David Müller:**
Entspannung. So genießen Sie jeden
Tag, 2009.
Schlütersche Verlagsgesellschaft mbH &
Co. KG

**Almut Carlitscheck,
Sven-David Müller:**
Glück. So genießen Sie jeden Tag, 2008.
Schlütersche Verlagsgesellschaft mbH &
Co. KG

**Sven-David Müller,
Christiane Weißenberger:**
Ernährungsratgeber Magen und Darm,
2005. Schlütersche Verlagsgesellschaft
mbH & Co. KG

Autoreninfo

Sven-David Müller war zehn Jahre als Diätassistent und Diabetesberater an der Universitätsklinik Aachen beschäftigt. In dieser Zeit hat er sich viel mit den Ernährungsproblemen und der Diätberatung von Patienten mit chronisch-entzündlichen Darmerkrankungen befasst.

Heute lebt er in Berlin und leitet dort das Zentrum für Ernährungskommunikation, Diätberatung und Gesundheitspublizistik (ZEK). Hier haben sich Ernährungswissenschaftler, Diätassistenten sowie Natur- und Geisteswissenschaftler zusammengeschlossen: Sie beraten Patienten, Institutionen, Unternehmen und stehen den Medien als Ansprechpartner zur Verfügung.

Durch seine Bücher, Vorträge und Seminare sowie Auftritte in den Medien ist Sven-David Müller als Diät- und Ernährungsexperte im deutschsprachigen Raum und auch darüber hinaus bekannt. Er beschäftigt sich in seinen Büchern und Artikeln mit den Themen Übergewicht, Ernährung bei Erkrankungen des Verdauungstraktes und setzt sich mit den Fragen einer gesundheitsfördernden Ernährungsweise und den Risiken von Diäten auseinander. Er sucht nach Wegen, Lebensmittel auch in therapeutischer Hinsicht nutzbar zu machen.

Sven-David Müller hat immer wieder mit der Deutschen Morbus Crohn und Colitis ulcerosa Vereinigung zusammengearbeitet.

Seit Oktober 2003 moderiert der Medizinjournalist das Fernsehmagazin *GesundZeit*. Als Ernährungsberater unterstützt er die Leser und Redaktionen der Zeitschriften *Fit for fun, Frau von heute, Illu der Frau, Mini, InTouch* sowie *Frau mit Spaß*.

Er ist erster Vorsitzender des Deutschen Kompetenzzentrum Gesundheitsförderung und Diätetik e. V. (www.dkgd.de) und wurde 2005 für seinen ehrenamtlichen Einsatz in der Ernährungsaufklärung mit dem Bundesverdienstkreuz ausgezeichnet.

Sven-David Müller studiert Nutritional Medicine und Dietetics und arbeitet bei einem Gesundheitsportal in Berlin.

Christiane Weißenberger ist Diätassistentin und Diabetesassistentin der Deutschen Diabetesgesellschaft. Bis zur Geburt ihres ersten Kindes arbeitete sie in verschiedenen Kliniken. Zuletzt war sie in einer diabetologischen und nephrologischen Schwerpunktpraxis in Würzburg beschäftigt. Dort war sie für die Ernährungs- und Diätberatungen, die Diabetikergruppenschulungen sowie die Ernährungsstunden in einem achtmonatigen Gewichtsreduktionsprogramm zuständig. Weiterhin führte sie regelmäßige Lehrküchenveranstaltungen durch. Nach einem Jahr Elternzeit ist sie seit Januar 2008 wieder als Teilzeitkraft im Dialysezentrum Würzburg tätig.

Zusammen mit Sven-David Müller hat sie eine Vielzahl an Büchern herausgegeben.

Register